30

ANOS

DRAUZIO VARELLA

Palavra
de médico

Ciência, saúde e estilo de vida

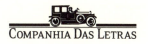

COMPANHIA DAS LETRAS

Grafia atualizada segundo o Acordo Ortográfico da Língua Portuguesa de 1990, que entrou em vigor no Brasil em 2009.

Capa e projeto gráfico
Rodrigo Maroja

Preparação
Silvia Massimini Felix

Revisão
Nana Rodrigues
Carmen T. S. Costa

Dados Internacionais de Catalogação na Publicação (CIP)
(Câmara Brasileira do Livro, SP, Brasil)

Varella, Drauzio
    Palavra de médico : ciência, saúde e estilo de vida / Drauzio
Varella. — 1ª ed. — São Paulo : Companhia das Letras, 2016.

    ISBN 978-85-359-2831-0

    1. Ciência 2. Estilo de vida 3. Medicina 4. Mitos 5. Saúde –
Promoção I. Título.

16-07960   CDD-610

Índice para catálogo sistemático:
1. Medicina e Ciência   610

[2016]
Todos os direitos desta edição reservados à
EDITORA SCHWARCZ S.A.
Rua Bandeira Paulista, 702, cj. 32
04532-002 — São Paulo — SP
Telefone: (11) 3707-3500
Fax: (11) 3707-3501
www.companhiadasletras.com.br
www.blogdacompanhia.com.br
facebook.com/companhiadasletras
instagram.com/companhiadasletras
twitter.com/cialetras

Sumário

PARA UMA VIDA SAUDÁVEL 1

O PACIENTE E A PRÁTICA MÉDICA

COMPORTAMENTO E SAÚDE PÚBLICA

PARA UMA VIDA SAUDÁVEL 2

MALES DA VIDA E DO TEMPO

HISTÓRIA DA MEDICINA

PARA UMA VIDA SAUDÁVEL 3

NOVOS HORIZONTES DA CIÊNCIA E DA MEDICINA

A genética das raças

A definição de raça como categoria biológica deve ser abandonada. Embora o conceito de raça não apresente consistência científica, ele tem sido empregado como categoria taxonômica baseada em traços hereditários comuns — como a cor da pele — para elucidar a relação entre a ancestralidade e os genes. O uso do conceito biológico de raça em pesquisas genéticas, no entanto, é considerado enviesado e pernicioso.

A controvérsia vem de longe. No início do século XX, o sociólogo W. Du Bois foi o primeiro a contestar a existência de evidências científicas que justificassem o conceito de raça. Ao contrário do pensamento vigente, Du Bois afirmava que as disparidades de saúde entre negros e brancos seriam explicadas pelas desigualdades sociais, não por diferenças entre os genes.

Considerado o Darwin do século XX, Theodosius Dobzhansky enfrentou o problema dos geneticistas modernos: como definir e escolher a amostragem de genes em populações humanas?

Durante boa parte de sua carreira brilhante, defendeu que a dificuldade não estava no significado científico, mas no uso inadequado do termo raça. Com o passar dos anos, entretanto, convenceu-se de que o estudo da diversidade humana ficava prejudicado pelo conceito de raça.

Ainda hoje, os geneticistas continuam divididos a respeito da utilidade desse conceito em pesquisas biológicas. Existem três linhas de pensamento:

1. Para alguns, podem ser encontradas informações genéticas relevantes nos grupos raciais, importantes para avaliar a diversidade.
2. Outros, ao contrário, acham que o conceito de raça é irrelevante e impreciso para entender e mapear a diversidade humana.
3. Outros, ainda, defendem que a natureza heterogênea dos grupos raciais tornam questionáveis as previsões dos estudos clínicos baseados nas diferenças entre as raças.

Nos últimos anos, diversos encontros científicos procuraram chamar a atenção para os seguintes pontos:

1. Na interpretação de aspectos raciais/étnicos, o foco deve estar no racismo (ou seja, nas relações sociais) e não numa suposta predisposição biológica inata de cada raça.
2. Os cientistas têm dificuldade em distinguir as categorias raciais com as quais os indivíduos se identificam.
3. A preocupação com o uso nocivo das conclusões tiradas de pesquisas genéticas que utilizam variáveis raciais/étnicas.

É fundamental estabelecer as diferenças entre ancestralidade e raça.

Ancestralidade é um conceito baseado num processo, numa afirmação sobre as relações do indivíduo com outros que fazem parte de sua história genealógica. É um entendimento muito pessoal a respeito da herança genética. Por exemplo, minha bisavó, meus antepassados portugueses ou russos.

Raça, por outro lado, é um conceito baseado num padrão que tem levado cientistas e leigos a tirar conclusões sobre organizações hierárquicas, que conectam o indivíduo a um grupo social construído ou circunscrito geograficamente. As novas tecnologias que permitem sequenciar os genomas de centenas de milhares de indivíduos demonstram que classificações raciais não fazem sentido em termos genéticos, como Dobzhanski previu há mais de oitenta anos.

Estimulação cerebral profunda

No ano 50 d.C., o médico romano Scribonius Largus recomendava o uso do peixe elétrico para dores de cabeça e ataques de gota. Em 1786, o italiano Luigi Galvani demonstrou que correntes elétricas podiam ser transmitidas através dos nervos nas pernas de uma rã. É provável que Largus e Galvani não tenham imaginado que um dia algumas doenças seriam tratadas com estímulos elétricos aplicados na profundidade do cérebro.

Em 2014, Alim-Louis Benabid e Mahlon DeLong receberam o prêmio Lasker-DeBakey pelo pioneirismo no campo da estimulação cerebral profunda, que resultou na melhora da qualidade de vida de mais de 100 mil pessoas com doença de Parkinson, distúrbios neuropsiquiátricos e outras enfermidades neurológicas.

A doença de Parkinson costuma ser diagnosticada em 1% a 2% da população com mais de sessenta anos. Os sintomas que mais chamam a atenção afetam a motricidade: tremores, expressão facial em máscara, micrografia (escrita com letras pequenas), movimentos vagarosos, voz lenta, desequilíbrio e passos encurtados.

Ao mesmo tempo, surgem quadros de depressão, ansiedade, apatia, alterações do sono e dificuldades cognitivas. Também são frequentes as alterações autonômicas: disfunções sexuais, constipação, problemas gastrointestinais e queda da pressão ao se levantar.

No passado, as pessoas acabavam travadas num quadro de adinamia e mutismo, como se estivessem congeladas num mundo à parte. A descoberta da droga levodopa, no fim dos anos 1960, permitiu despertá-las do estado catatônico e reintegrá-las ao convívio familiar.

A medicação, no entanto, tem efeitos indesejáveis: tremores, movimentos involuntários, "congelamento" momentâneo ao andar.

A partir dos anos 1970, os estudos de DeLong e outros permitiram elucidar as funções dos gânglios basais, estruturas cerebrais envolvidas nos sintomas do Parkinson e de outras doenças neuropsiquiátricas.

Em 1987, Benabid teve a ousadia de introduzir um eletrodo na intimidade dessa região com a finalidade de liberar uma corrente elétrica contínua, num paciente que sofria de tremores incapacitantes.

Embora a biologia e os mecanismos da estimulação elétrica profunda ainda estejam pouco claros, o impacto no tratamento do Parkinson foi tão grande que a neuroestimulação passou a ser empregada em casos de tremores essenciais, distonias e epilepsias. E, de forma experimental, em transtornos obsessivos-compulsivos, depressão, síndrome de Tourette e até na doença de Alzheimer.

O eletrodo introduzido no cérebro fica ligado a uma bateria (neuroestimulador) que pode ser ocultada sob o couro cabeludo ou abaixo da clavícula. A programação da intensidade dos estímulos elétricos é feita periodicamente com um pequeno aparelho eletrônico que o técnico aproxima do neuroestimulador.

Embora a neuroestimulação profunda não controle todos os sintomas e seja normalmente indicada depois que outros recursos falharam, o impacto na qualidade de vida de muitos pacientes é substancial e duradouro.

Entramos na era da modulação das redes neurais humanas.

CRISPR

A genética vive nova revolução, desta vez tão radical que seu alcance é imprevisível.

Há trinta anos, foram descritas em bactérias sequências repetitivas de DNA, no meio das quais existiam fragmentos de genes estranhos ao genoma bacteriano. Esse tipo de configuração recebeu o nome de CRISPR.

Em 2007, uma empresa fabricante de iogurtes identificou, nas bactérias usadas na fermentação do leite, um sistema de defesa imunológica contra vírus predadores que envolvia exatamente as sequências repetitivas CRISPR.

Em 2012, as pesquisadoras Jill Banfield, Jennifer Doudna e Emmanuelle Chapentier demonstraram que CRISPR é capaz de orientar o corte (clivagem) em alvos específicos de qualquer gene.

Para tanto, partiram de uma observação surpreendente: as bactérias conseguem "lembrar" dos vírus que as infectaram no passado, à custa da persistência de restos do DNA viral incorporados no meio das sequências CRISPR do genoma bacteriano anteriormente descritas.

Esses resíduos genéticos arquivados na intimidade das sequências repetitivas funcionam como bancos de memória. Em caso de novo ataque do mesmo agente, a bactéria sintetiza rapidamente moléculas-guia de RNA, que localizam com extrema precisão sequências específicas do DNA invasor, para que uma enzima (geralmente a nuclease Cas9) se desloque pelo interior da célula, corte, inative os genes e impeça a replicação do vírus.

Em outras palavras: CRISPR é uma coleção de sequências capazes de indicar em que posição de um DNA intruso a enzima Cas9 deve efetuar a clivagem para inativá-lo.

A publicação de Banfield, Doudna e Charpentier foi o ponto de partida para uma enxurrada de trabalhos científicos; bilhões de dólares foram investidos em companhias de biotecnologia e as três pesquisadoras foram incluídas na lista das cem pessoas mais influentes do mundo, da revista *Time*. CRISPR foi considerado pela *Science* o maior avanço científico de 2015. Um dia ganhará o Nobel.

CRISPR/Cas9 é a ferramenta mais barata e simples para manipulação de genes que vão das bactérias, às plantas e aos animais. Tem sido comparada ao Ford T dos primórdios da indústria automobilística que, pela simplicidade, custo e facilidade de produção, revolucionou a sociedade.

A técnica permite manipular qualquer gene que se queira. Basta acessar, na internet, os bancos de dados que descrevem as sequências de bases do gene-alvo e encomendar on-line os dois componentes essenciais da CRISPR: o RNA-guia e a enzima "cortadora" Cas9. Em alguns dias, a ferramenta chegará pelo correio.

A descoberta de técnicas que permitem inativar a enzima Cas9 criou a possibilidade de CRISPR localizar o gene procurado sem cortá-lo ao meio.

CRISPR com Cas9, ativa ou inativada, é agora o método mais empregado para "desligar" ou "ativar" a expressão de qualquer gene de interesse científico ou comercial.

Essa tecnologia permitiu obter, com 97% de eficácia, drosófilas com pigmentações esquisitas, mosquitos resistentes ao parasita da malária e fêmeas estéreis para competir com as demais, porcos resistentes a viroses, trigo imune a fungos, tomates de vida longa e amendoins livres de alérgenos, entre outras modificações genéticas.

Manipular sequências de DNA sem introduzir no organismo genes alienígenas mantém a tecnologia à margem do debate apaixonado que atrasa e tumultua os estudos com os transgênicos.

Nos Estados Unidos, Feng Zhang ligou e desligou um por um os 20 mil genes humanos presentes em células de melanoma maligno, com o objetivo de elucidar o mecanismo de resistência do tumor a determinada droga. Estão em teste novos tratamentos para câncer, infecções e outras doenças. A possibilidade de silenciar genes causadores de enfermidades genéticas, que afligem a humanidade há milênios, nunca esteve tão próxima.

As pesquisas com embriões inviáveis de uma clínica de fertilização in vitro, realizada na China, motivou a convocação de uma conferência internacional em dezembro passado, para discutir os limites éticos das manipulações genéticas.

Um dos participantes comentou: "Era fácil dizer o que não deveríamos fazer quando não podíamos". Tem toda razão. E agora que a tecnologia nos permite alterar a expressão de qualquer gene?

A hipótese das avós

Se a vida na Terra tem algum sentido, este é o "crescei e multiplicai-vos". A maioria dos vertebrados morre quando o vigor reprodutivo chega ao fim. Seres humanos são uma das raras exceções. Sob a perspectiva evolucionista, qual seria a explicação para que as avós, mulheres já estéreis que pouco contribuem para a produção de alimentos, permaneçam vivas e com a cognição preservada?

Um estudo publicado na revista *Proceedings of the National Academy of Sciences* (*PNAS*) propõe uma explicação genética para esse fenômeno.

Em 1998, um trabalho de campo havia mostrado que, no grupo Hazda de caçadores-coletores da Tanzânia, sobreviviam mais crianças nas famílias com avós que ajudavam a alimentá-las e lhes transmitiam tradições culturais e ensinamentos ecológicos. Graças a essa atuação, seus genes levariam vantagem na passagem para as novas gerações, teoria que ficou conhecida como "a hipótese das avós".

A deterioração da capacidade cognitiva associada ao envelhecimento, entretanto, compromete essas vantagens e se torna onerosa aos membros do grupo.

No estudo da *PNAS*, o grupo de Aji Varki e Pascoal Gagneux, da Universidade da Califórnia, avaliou a contribuição de um gene (CD33) envolvido no controle das respostas inflamatória e imunológica às infecções e na doença de Alzheimer, enfermidade característica da fase pós-reprodutiva.

Pesquisas anteriores haviam documentado que o CD33 tem duas variantes (alelos), uma das quais predispõe à doença, enquanto a outra protege contra a proteína que se acumula no cérebro dos pacientes com Alzheimer.

Para elucidar o papel do CD33, o grupo comparou essas duas variantes com as dos chimpanzés e dos bonobos, nossos parentes mais chegados.

Verificaram que seres humanos e chimpanzés apresentam níveis semelhantes da variante deletéria, enquanto a protetora atinge níveis quatro vezes mais elevados entre nós.

Esse achado sugere que os chimpanzés, primatas em que a morte costuma coincidir com o fim do período de fertilidade, nunca viveram o suficiente para usufruir as vantagens da variante protetora. De fato, entre eles não são encontrados os transtornos cognitivos típicos do Alzheimer.

Pesquisando em bancos de dados do Projeto Genoma, os autores encontraram a variante protetora em etnias africanas, americanas, europeias e asiáticas.

O gene CD33 protetor, no entanto, não está presente em todas as pessoas. Conhecê-lo em profundidade pode levar a medicamentos que mimetizem seus efeitos.

De qualquer forma, é muito interessante descobrir que nossa espécie selecionou uma variante para nos proteger de uma doença que só se instalará na oitava ou nona década de vida, fase distante da seleção reprodutiva. Esse mecanismo seletivo operaria no sentido de maximizar as contribuições de indivíduos em idade pós-reprodutiva para a sobrevivência dos mais novos.

Os autores concluem que "as avós são tão importantes que nós selecionamos genes para proteger suas mentes".

Cafeína e sono

Sem um gole de café pela manhã, sou indigente. Consigo trabalhar, falar o essencial e até raciocinar, mas em câmera lenta. É o primeiro cafezinho que me devolve a vontade de viver.

Um estudo recém-publicado na revista *Science Translational Medicine* mostra que, além das propriedades euforizantes, o café consumido à noite perturba o sono.

Até aí, minha avó também sabia. O mérito de Burke e colaboradores, da Universidade de Zurique, foi elucidar os mecanismos moleculares por meio dos quais uma quantidade de cafeína equivalente a dois expressos interfere com o ciclo circadiano — conjunto de reações do organismo que se repetem a cada 24 horas — controlador dos períodos de sono e vigília.

A cafeína é antagonista dos receptores da adenosina, substância essencial para que o sono se instale no cérebro.

Existem dois tipos de receptores cerebrais para a adenosina: o primeiro é considerado inibidor de sua ação (portanto do sono), enquanto o outro é facilitador.

A quantidade média de cafeína ingerida por qualquer um de nós, diariamente, é suficiente para antagonizar até 50% de ambos os receptores, ação que nos deixa mais alertas, combate a fadiga, prolonga o tempo de vigília e reduz a profundidade do sono.

Como dormir é essencial para a saúde e a qualidade de vida, os ciclos de sono e vigília são regulados por uma sintonia fina existente entre os processos homeostáticos e os circadianos.

A necessidade homeostática de sono se acumula no decorrer do dia e se dissipa enquanto dormimos; já o relógio circadiano determina a hora de pegar no sono.

O marcador mais preciso para avaliar a necessidade de sono são as ondas lentas (ondas delta) que aparecem no eletroencefalograma, com frequências de 0,75 a 4,5 Hz. Como a cafeína atenua a atividade dessas ondas e bloqueia os receptores da adenosina, sua influência na homeostasia do sono fora sugerida há vários anos. O grupo de Burke investigou se ela também afeta o relógio circadiano.

Usando um protocolo rígido por um período de 49 dias, os autores quantificaram o efeito de 200 mg de cafeína, ingeridas três horas antes de ir para a cama, na produção de melatonina, o hormônio que controla o ritmo circadiano de diversos processos, entre os quais o de sono-vigília.

Verificaram que a cafeína atrasa quarenta minutos o ritmo da melatonina, quase a metade do retardo causado pela exposição à luz brilhante.

Os autores concluem que as alterações provocadas pela cafeína nos mecanismos que regulam o relógio circadiano podem contribuir para a alta incidência de distúrbios do sono na sociedade moderna. Além disso, a interferência da cafeína com as ondas de baixa frequência tem efeito negativo nas funções cerebrais que dependem da integridade dessas ondas.

Por outro lado, a cafeína pode ajudar a enfrentar o jet lag das viagens intercontinentais e os que sofrem de alguns distúrbios do ciclo circadiano de sono-vigília.

Para conciliar o prazer e as ações benéficas do café com a necessidade de dormir, costumo evitar o cafezinho nas oito horas que precedem o horário de ir para a cama.

Homossexualidade, DNA e ignorância

"Quem quiser gostar de mim, eu sou assim", diz o samba de Wilson Baptista.

A homossexualidade tem um forte componente genético. Diversos estudos com gêmeos univitelinos demostraram que, quando um deles é homossexual, a probabilidade de o outro também o ser varia de 20% a 50%, ainda que separados quando bebês e criados por famílias estranhas.

Nas duas últimas décadas, acumulamos evidências científicas suficientes para afirmar que a homossexualidade está longe de ser mera questão de escolha pessoal ou estilo de vida. É uma condição enraizada na biologia humana.

Nunca houve nem existirá sociedade em que a homossexualidade esteja ausente. O estudo mais completo até hoje, realizado por Bailey e colaboradores da Austrália, mostrou que 8% das mulheres e dos homens são homossexuais.

Em 1993, o geneticista Dean Harner propôs um caminho para a identificação dos "genes gay", sequências de DNA que estariam localizadas no cromossomo X (região Xq28). A descrição virou manchete de jornal, mas não pôde ser confirmada por outros pesquisadores, requisito fundamental para adquirir validade científica.

O fato de que 20% a 50% dos gêmeos univitelinos apresentam concordância da homossexualidade ressalta a influência genética, mas deixa evidente que a simples identidade de genes não justifica todos os casos.

Em 2012, William Rice propôs que a epigenética explicaria com mais clareza a orientação sexual. Damos o nome de epigenéticas às alterações químicas do DNA que modificam a atividade dos genes sem, no entanto, alterar-lhes a estrutura química.

Durante o desenvolvimento, os cromossomos podem sofrer reações químicas, que não afetam propriamente os genes, mas podem "ativá-los" ou "desligá-los". O exemplo mais conhecido é a metilação, processo em que um radical metila (CH_3) se fixa a uma região específica do DNA, formando o que chamamos de epimarca.

Como algumas epimarcas são silenciadas nos óvulos e espermatozoides, enquanto outras podem ser transmitidas aos descendentes, Rice propôs que epimarcas ancoradas junto aos genes responsáveis pela sensibilidade à testosterona podem conduzir à homossexualidade, quando transmitidas do pai para a filha ou da mãe para o filho.

Especificamente, ainda no ventre materno, epimarcas que afetam a resposta às ações da testosterona produzida pelos testículos ou ovários fetais são capazes de masculinizar o cérebro de meninas ou afeminar o dos meninos, conduzindo, mais tarde, à atração homossexual.

O grupo de Eric Vilain, um dos mais conceituados nessa área, estudou 37 pares de gêmeos idênticos discordantes (apenas um homossexual) e dez pares concordantes.

A avaliação de 140 mil regiões do DNA desses gêmeos permitiu identificar cinco delas em que os padrões de metilação guardavam relação direta com a orientação sexual em 70% dos casos.

Por que razão alguns gêmeos idênticos terminam com padrões distintos de metilação?

Segundo Rice, epimarcas podem ser apagadas num irmão e persistir no outro. Vilain concorda: diferenças sutis no ambiente intrauterino, ditadas pela circulação do sangue e a posição espacial de cada feto, seriam as causas mais prováveis.

A antiga visão do sexo como um binário, condicionado pelos cromossomos xx ou xy, está definitivamente ultrapassada. Ela é incapaz de explicar a diversidade de orientações sexuais existente nos seres humanos, nos demais mamíferos e até nas aves.

Transmitidas de pais para filhos, epimarcas específicas nas regiões do DNA ligadas às reações dos tecidos fetais à testosterona oferecem bases mais sólidas, inclusive para entender os casos de bebês com órgãos sexuais ambíguos e das pessoas que julgam ter nascido em corpos que não condizem com sua individualidade sexual.

A homossexualidade é um fenômeno de natureza tão biológica quanto a heterossexualidade. Esperar que uma pessoa homossexual não sinta atração por outra do mesmo sexo é pretensão tão descabida quanto convencer heterossexuais a não desejar o sexo oposto.

Os que assumem o papel de guardiões da família e da palavra de Deus para negar às mulheres e homens homossexuais os direitos mais elementares não são apenas sádicos, preconceituosos e ditatoriais, são ignorantes.

Glúten, autoimunidade e história

Permanecem obscuros os detalhes da interação entre genética e ambiente que provoca a doença celíaca. Diarreia crônica, distensão abdominal, fadiga, lesões de pele e emagrecimento, os sinais e sintomas sugestivos da doença celíaca, foram reconhecidos pela medicina há séculos.

Em 1880, o pediatra inglês Samuel Gee suspeitou haver alguma propensão hereditária, embora não conseguisse identificar nenhum tipo de "fraqueza constitucional" associada à doença, naquele tempo conhecida como "infantilismo intestinal".

Gee supôs que o quadro fosse consequência de um erro na dieta, hipótese em consonância com o pensamento em voga. E perguntou: "Por que entre vários filhos dos mesmos pais, criados da mesma forma, apenas um apresenta a doença?". "O que põe em risco uma das crianças e não as outras?" Por décadas essa questão provocaria especulações sobre a etiologia da doença celíaca.

Quando a bacteriologia iluminou os espíritos no início do século XX, a presença de um microrganismo oculto serviu de explicação para qualquer patologia. Em 1908, Christian Archibald, em Nova York, defendeu que a causa da doença celíaca estaria ligada à colonização dos intestinos por alguma bactéria ainda desconhecida.

Em 1940, o pediatra holandês Willem Dicke observou a associação entre a ingestão de proteínas do trigo e as manifestações clínicas. A diminuição da mortalidade por doença celíaca durante a epidemia de fome que devastou a Holanda em 1944 fortaleceu a suspeita. Foi em 1952 que a inglesa Charlotte Anderson demonstrou que o glúten, existente no trigo, na cevada e no centeio, era o causador das lesões histológicas encontradas na mucosa intestinal dos doentes.

Nessa época, diversos autores buscavam etiologias pouco ortodoxas para explicar enfermidades como o lúpus eritematoso disseminado, a artrite reumatoide, a esclerose múltipla e a anemia hemolítica, entre outras. As suspeitas recaíram sobre a possibilidade de existirem reações aberrantes do sistema imunológico, em afronta ao dogma de que a imunidade serviria apenas para nos defender das agressões externas.

Nos anos 1960, vários estudos demonstraram mecanismos imunopatológicos envolvidos na gênese e na progressão da doença celíaca, mas foram necessários mais vinte anos para que fossem aceitos sem reservas pela comunidade científica. Mais tarde ficou evidente que determinadas proteínas que regem a compatibilidade genética entre os indivíduos (antígenos de histocompatibilidade — HLA) indicavam predisposição para diversas enfermidades autoimunes, entre elas a doença celíaca.

Uma epidemia da enfermidade em crianças suecas nascidas entre 1984 e 1996 gerou indagações sobre o papel da hereditariedade e dos padrões dietéticos. Quanto mais curto o período de amamentação e mais precoce a introdução do glúten na dieta, maior o risco em crianças geneticamente predispostas.

Nossos conhecimentos sobre a resposta imunológica, o papel dos genes e os mecanismos moleculares avançaram muito nos últimos anos, mas os detalhes das interações entre hereditariedade, desenvolvimento e o ambiente em que vivemos ainda permanecem obscuros.

O sexo redefinido

A ideia de que existam apenas dois sexos separados pela presença ou ausência de um cromossoma Y é simplista. Os cromossomas podem dizer uma coisa, enquanto ovários, testículos, hormônios e a anatomia sexual indicam outra direção.

Descritas como distúrbios de desenvolvimento sexual, condições intersexuais ocorrem em 1% dos seres humanos. Claire Ainsworth publicou uma revisão sobre o tema na revista *Nature*, uma das mais respeitadas no mundo científico. A discussão se ateve ao lado biológico, não foram abordados aspectos comportamentais.

Quando a genética é levada em consideração, a linha divisória entre os sexos fica nebulosa. Pequenas variações nos genes envolvidos no desenvolvimento sexual exercem efeitos sutis ou marcantes na anatomia e na fisiologia.

Estudos recentes mostram que somos formados por células geneticamente díspares, algumas das quais com cromossomas sexuais que não combinam com os do resto do organismo. A diversidade genética existente nos tecidos de uma pessoa nem sempre se enquadra na ortodoxia binária: masculino/feminino.

Até a quinta semana de vida, o embrião tem potencial para formar órgãos de ambos os sexos. A partir da sexta, surgem as estruturas gonadais que formarão as tubas e o útero da futura menina, ou os dutos eferentes, as vesículas seminais e os epidídimos do menino.

O ambiente hormonal gerado por ovários ou testículos condicionará o desenvolvimento dos órgãos sexuais externos e, na puberdade, as características secundárias. Desequilíbrios entre as moléculas responsáveis por essas etapas causarão efeitos dramáticos na definição do sexo.

Mutações nos genes que controlam tais eventos moleculares podem resultar em características tipicamente femininas em indivíduos xy ou masculinas em pessoas xx.

Trata-se de um processo complexo de diferenciação, no qual a identidade das gônadas e dos caracteres sexuais secundários emerge num contexto entre duas redes opostas de genes, uma das quais inibe a expressão da outra.

Modificações da estrutura desses genes e das moléculas codificadas por eles deslocam o equilíbrio das características sexuais para torná-las mais condizentes ou mais distantes do binário xx ou xy.

A conclusão é que, do ponto de vista genético, existe entre as mulheres e os homens típicos um espectro de pessoas com variações cromossômicas sutis, moderadas ou acentuadas. Nesse último caso, as gônadas chegam a ser mistas (ovotestis), os cromossomas podem ser xx, xy ou uma mistura de ambos, e os genitais externos têm aparência ambígua.

O dogma de que cada célula contém exatamente o mesmo set de genes está ultrapassado. Em alguns casos, os cromossomas se misturam no óvulo fertilizado, de modo que um embrião que iniciou como xy pode perder o cromossoma Y em um grupo de células (mosaicismo).

Nesses casos, se a maioria de suas células for xy, a aparência física será de homem. Se a maioria for xx, a mulher terá ovários atrofiados e baixa estatura (síndrome de Turner).

Cromossomas de sexos diferentes na mesma pessoa também surgem quando dois óvulos fertilizados se fundem no início do desenvolvimento (quimerismo), distúrbio que ocorre em 1% dos nascimentos.

Nos anos 1970, ficou demonstrado que células-tronco do feto cruzavam a placenta, caíam na circulação materna e não eram rejeitadas (microquimerismo). Outras células seguiam no caminho oposto: da mãe para o feto.

Vinte anos mais tarde, nova surpresa: essas células podem sobreviver décadas. Foram encontradas células xy até no cérebro de mulheres autopsiadas, a mais velha das quais tinha 94 anos.

Células com essa origem se integram aos tecidos em que se instalam, adquirindo funções especializadas — como formar novos neurônios, por exemplo.

Hoje, sabemos que células xx e xy se comportam de forma diversa, independente dos hormônios sexuais.

À medida que a biologia deixa claro que o conceito de sexo envolve um espectro, a sociedade e as leis terão que decidir como traçar a linha divisória entre os gêneros. Devem ser considerados os cromossomas, as células, os hormônios ou a anatomia externa? E o que fazer quando esses parâmetros se contradizem?

Diante de tal complexidade, não seria mais sensato considerarmos irrelevante o sexo ou o gênero de qualquer pessoa?

Obesidade, antibióticos e o microbioma

As causas da obesidade são mais complexas do que sonha nossa vã filosofia. Fatores genéticos e exageros à mesa guardam relação direta, mas não explicam inteiramente o fenômeno.

Nos últimos anos, diversos pesquisadores têm estudado os efeitos metabólicos e a influência no aproveitamento de energia exercidos pelos trilhões de microrganismos que residem em nossos intestinos. São tantos que o número deles é maior do que o total de células existentes no corpo humano.

Um dos grupos mais ativos é o de Laurie Cox, da Universidade de Nova York, o primeiro a demonstrar que doses baixas de penicilina administradas a camundongos jovens alterava-lhes a flora intestinal e a quantidade de tecido gorduroso acumulado no corpo.

No ano passado, o mesmo grupo publicou um artigo na revista *Cell*, mostrando que os primeiros meses de vida são períodos críticos para a formação do microbioma intestinal e das características metabólicas do indivíduo.

A questão, entretanto, é saber se a idade em que a terapia com antibióticos foi administrada tem influência específica no aparecimento da obesidade e se esta persiste por mais tempo.

Cox e seus colaboradores demonstraram que existe uma janela

ao redor do nascimento, na qual os camundongos são vulneráveis à ação obesogênica da penicilina. Animais cujas mães receberam o antibiótico durante a gravidez e a amamentação apresentaram aumento do peso corpóreo e da massa de gordura na vida adulta.

O grupo procurou identificar se o tratamento com penicilina na fase pré-natal aumenta o risco de obesidade em camundongos alimentados com dietas gordurosas. Descobriram que os dois fatores exercem efeitos seletivos e independentes na composição da flora intestinal e na porcentagem de gordura corpórea.

Finalmente, os autores questionaram se a flora intestinal dos camundongos tratados provocaria efeitos semelhantes ao ser transferida para os intestinos de camundongos criados em ambientes estéreis.

Os resultados revelaram que animais com três semanas, criados livres de germes, ao receber a flora intestinal do grupo tratado com penicilina ganhavam peso e gordura com mais facilidade.

Esses resultados deixam claro que as alterações metabólicas não são causadas diretamente pelo antibiótico, mas por modificações do microbioma intestinal.

A identificação dos fatores que modificam a flora do aparelho digestivo pode esclarecer as diferenças individuais na vulnerabilidade às dietas de alto teor calórico.

Em seres humanos, os estudos epidemiológicos sugerem que o risco de obesidade infantil estaria ligado a intervenções associadas à composição do microbioma intestinal — como o tratamento com antibióticos nos primeiros anos de vida e o parto cesariano, que impede o contato com os microrganismos maternos presentes no canal de parto.

Até o momento, no entanto, não há evidências diretas de uma relação de causa e efeito entre a composição da flora intestinal e a obesidade de seres humanos. Além do mais, transferir para o homem dados obtidos em camundongos é um desafio científico considerável.

Embora o tratamento com antibióticos nas mais tenras idades possa guardar relação com a obesidade futura, a janela crítica e a duração dos efeitos com certeza serão diferentes em camundongos e homens.

Há que considerar ainda o impacto da descoberta dos antibióticos na redução da mortalidade infantil. No caso de uma infecção grave, quem deixaria de prescrevê-los por medo de que a criança se tornasse obesa mais tarde?

Podemos também especular que, nas famílias com grande número de obesos, antibióticos administrados logo depois do nascimento poderiam reverter os efeitos obesogênicos da flora materna transferida para o bebê no parto vaginal.

A obesidade é um fenômeno de alta complexidade associado a fatores evidentes — como o excesso de aporte calórico e a hereditariedade — e a outros ainda nebulosos, como os descritos nesta coluna.

Atribuí-la exclusivamente à glutonaria dos obesos é ignorância. Como disse o jornalista H. L. Mencken: "Para todo problema complexo existe sempre uma solução simples, elegante e completamente errada".

O seio materno

Deficiências nutricionais durante a vida fetal têm consequências mais duradouras do que imaginávamos.

Experimentos naturais, como a epidemia de fome dos invernos de 1944 e 1945 na Holanda em guerra e os jejuns religiosos, deram origem aos primeiros estudos sobre o tema.

Os efeitos tardios do "Inverno da Fome na Holanda" incluem a obesidade dos homens ao atingir dezenove anos, as características da deposição de gordura no corpo das mulheres e o aumento da incidência de esquizofrenia e hipertensão arterial.

Inquéritos epidemiológicos mostram que a exposição pré-natal ao prolongado jejum diurno, praticado pela mulher grávida por ocasião do Ramadã, aumenta em 20% a incidência de problemas de saúde na vida de adultos muçulmanos de Uganda e do Iraque.

Há muito se sabe que deficiência de iodo durante a gravidez pode provocar rebaixamento do QI. Antes da adição de iodo ao sal de cozinha, essa era a principal causa de retardo mental infantil passível de prevenção. Num trabalho realizado na Tanzânia, meninas nascidas de grávidas que receberam suplementação de iodo apresentaram seis meses a mais de escolaridade do que os irmãos nascidos sem esse cuidado pré-natal.

Observações desse teor sempre foram vistas com reservas, porque as deficiências nutricionais durante a vida intrauterina e a primeira infância dependem do tipo, da intensidade, do período em que ocorreram, da dieta na primeira infância, da atividade física, das condições familiares, econômico-sociais e da predisposição genética.

Apesar das ressalvas, a literatura especializada acumulou evidências sólidas de que a subnutrição do feto está associada a diversas enfermidades crônicas na vida adulta. Hipertensão, doença coronariana, câncer e diabetes são algumas delas.

Um levantamento conduzido no Brasil, na Guatemala, na Índia, na África do Sul e nas Filipinas mostrou que o tamanho do bebê ao nascer e o ganho de peso nos 48 meses seguintes guardam relação com a resistência à insulina, distúrbio metabólico associado ao risco de diabetes na vida adulta.

Amamentar o bebê por pelo menos seis meses traz benefícios que vão além da redução do risco de diarreia e outras infecções. Um estudo randomizado revelou aumento de seis pontos no QI das crianças amamentadas exclusivamente no peito, em relação às que não mamaram. Outros encontraram aumentos menores: da ordem de um a três pontos.

Além do ganho em inteligência, a amamentação oferece a vantagem de retardar a ovulação e as menstruações por períodos que vão além dos seis meses, evitando gestações muito próximas, responsáveis pelo aumento da mortalidade infantil e materna.

A amamentação nos níveis atuais, comparada com a falta dela, evita o nascimento de 53 milhões de crianças por ano, principalmente nos lugares mais pobres. Se todos os países reforçassem a recomendação da Organização Mundial da Saúde (oms) de amamentar exclusivamente no peito pelo menos durante seis meses, deixariam de nascer mais 12 milhões de crianças.

A amamentação reduz o impacto de enfermidades degenerativas, como hipertensão, diabetes, doença pulmonar obstrutivo-crônica, eventos cardiovasculares e obesidade, que consumiram globalmente 863 bilhões de dólares, em assistência médica e perda de horas no trabalho, no ano de 2010.

Mulheres que amamentam seus filhos correm menos risco de câncer de mama antes da menopausa e de câncer de ovário.

Em 1996, uma pesquisa sobre as políticas públicas para promover a amamentação, com o objetivo de reduzir a mortalidade infantil na América Latina, publicada na revista *Health Policy Plan*, demonstrou que basta investir 150 dólares para evitar uma morte por diarreia. A estimativa põe essa estratégia entre as intervenções mais custo-eficazes, com impacto comparável ao das vacinações na redução da mortalidade infantil.

Esse cálculo não leva em consideração os ganhos de QI nem a redução da incidência de doenças degenerativas, que consomem grande parte dos recursos destinados à saúde, mesmo nos países mais pobres do mundo.

Racismo

Seres humanos dividem o mundo em "nós" e "eles".

Criadas por razões religiosas, étnicas, preferências sexuais, futebolísticas ou de outra natureza, as tensões e suspeições intergrupais são as grandes responsáveis pela violência no mundo.

O preconceito que resulta dessas divisões não é consciente, está arraigado nas profundezas do passado evolutivo, na tendência universal de formarmos coalizões que nos ajudem a enfrentar os desafios que a vida impõe.

Experimentos conduzidos nos últimos trinta anos mostram que nos reunimos em grupos, mesmo em torno de objetivos fúteis: o fã-clube, uma cantora, um time ou um piloto de corrida. E que, ao nos incluirmos em tais agrupamentos, passamos a acreditar que nossos companheiros são mais inteligentes, espertos, generosos e dotados de valores morais superiores aos dos membros de outros grupos.

As pesquisas hoje estão dirigidas para as razões que nos levam a enxergar o mundo sob essa perspectiva do "nós" e "eles". Que fatores em nosso passado evolutivo forjaram a extrema facilidade com que formamos coalizões e reagimos de forma preconceituosa contra os estranhos a elas?

Para muitos psicólogos, o ódio dirigido a "eles" tem origem

na generosidade manifestada em relação a "nós" mesmos. Seres humanos são os únicos animais capazes de cooperar tão intensamente com pessoas que não fazem parte de seu clã.

Essa característica se deve ao fato de que a adaptação à vida grupal foi decisiva à sobrevivência da espécie. Isolados, não escaparíamos dos predadores ao descer das árvores nas savanas da África, há 6 milhões de anos.

Como consequência, esperamos encontrar acolhimento e solidariedade quando estamos entre "nós", porque somos mais amigáveis, altruístas e pacíficos do que os de fora. Valores morais dessa magnitude nos autorizam a agir com violência contra inimigos que julgamos não possuí-los, em caso de disputas por territórios, prestígio social, empregos ou acesso a bens materiais.

Nossos parentes mais próximos têm uma visão maniqueísta do mundo semelhante à nossa. Chimpanzés se juntam em bandos que atacam e matam membros de outras comunidades. Agressões por disputas intergrupais são descritas também em gorilas, bonobos e orangotangos, grandes primatas como nós.

O grupo de Laurie Santos, da Universidade Yale, estudou macacos rhesus, primatas que divergiram dos ancestrais que deram origem aos humanos 25 milhões a 30 milhões de anos atrás. Colocados diante de fotografias, eles passavam muito mais tempo encarando as fotos dos macacos de outras comunidades.

A conclusão é de que nossas reações diante de estranhos fazem parte de um mecanismo neural de detecção de ameaças, que nos permite distinguir rapidamente amigos de inimigos.

Milhões de anos de seleção natural engendraram um sistema de segurança que erra menos ao disparar alarmes falsos do que se deixasse passar despercebida uma ameaça real. Nem todos, porém, reagem às sensações subjetivas de perigo da mesma maneira; aqueles que apresentam reações exacerbadas e desproporcionais são justamente os mais sujeitos a exibir um comportamento preconceituoso.

O preconceito contra "eles" se manifesta de forma mais clara contra os homens (hipótese do homem guerreiro). À luz da evolução, foram eles que fizeram as guerras e atacaram nossos ancestrais.

Talvez por essa razão, homens negros sofram mais preconceito do que as mulheres da mesma cor, sejam tratados com mais violência pela polícia, recebam condenações mais longas, paguem aluguéis mais altos e sejam ofendidos nos estádios de futebol.

Temos ímpetos inatos para levantar fronteiras intergrupais que separam raças, línguas, comportamentos sexuais, religiões ou times de futebol. Uma vez que a linha fronteiriça esteja demarcada, discriminamos automaticamente os que estão do lado de lá.

Embora o preconceito esteja alojado em áreas arcaicas do sistema nervoso central, sua expressão não é inevitável. Nosso córtex cerebral já evoluiu o suficiente para reprimi-lo, de modo a abandonarmos a bestialidade do passado e adotarmos condutas racionais centradas na tolerância e na aceitação da diversidade humana.

Histórico da obesidade

Tive um professor de endocrinologia que dizia: "Todo gordo come muito e anda pouco". Citava como exemplo ele próprio, em luta inglória contra a balança.

Essa visão simplista da obesidade vinha ao encontro da tendência milenar de atirar nos que sofrem a culpa dos males que os afligem.

Há mais de um século, no entanto, já havia ideias discordantes que acabam de ser revisadas por Chin Jou, da Universidade Harvard.

Em 1907, o patologista Carl von Noorden propôs que a obesidade poderia ser exógena ou endógena. A primeira dependeria do excesso de calorias e da falta de atividade física; a outra estaria ligada ao "hipometabolismo e demais distúrbios tireoideanos".

Embora o pensamento corrente considerasse apenas os fatores externos, nas publicações dos vinte anos seguintes, muitos duvidavam de que eles explicassem todos os casos.

A hipótese do hipometabolismo foi deixada de lado na década de 1930, quando cálculos mais acurados da superfície corpórea demonstraram que os índices metabólicos dos obesos eram comparáveis aos dos mais magros.

Nos anos 1950, os fatores metabólicos voltaram à tona, quando Jules Hirsch, da Universidade Rockfeller, mostrou que, ao perdermos peso, o metabolismo se torna mais lento para economizar energia. Foi a primeira demonstração de que, ao emagrecer trinta quilos, uma pessoa que antes pesava cem quilos agora precisará consumir menos calorias diárias para manter o peso constante do que aquela que sempre pesou setenta quilos.

Nos anos 1960, em experiências da Universidade de Vermont — que jamais seriam autorizadas hoje —, o grupo de Ethan Sims alimentou prisioneiros de peso normal com 10 mil quilocalorias diárias, cerca de cinco vezes a média das necessidades energéticas do organismo adulto.

Em resposta, os índices metabólicos desses homens aumentaram de modo a fazê-los voltar ao peso normal com relativa facilidade, quando a oferta calórica foi reduzida. As exceções foram dois presidiários que engordaram rapidamente, mas tiveram muita dificuldade para perder o peso adquirido. Ambos tinham histórico de obesidade familiar.

Em 1986, na Universidade da Pensilvânia, o grupo de Albert Stunkard publicou o trabalho mais contundente sobre a influência dos fatores genéticos, ao analisar o Registro de Adoção da Dinamarca. O grupo selecionou 540 adultos adotados entre 1927 e 1947, com a idade média de um ano.

Comparando suas alturas e pesos com os dos pais naturais e adotivos, Stunkard constatou que os índices de massas corpóreas estavam mais próximos daqueles dos pais naturais. Quando o pai e a mãe natural eram obesos, 80% dos filhos apresentavam obesidade; contra 14% dos que tinham pais naturais de peso normal.

Estudo semelhante foi realizado na Suécia com 247 pares de gêmeos idênticos, dos quais 154 pares haviam crescido juntos, enquanto 93 pares foram adotados por famílias diferentes. Criados juntos ou separados, na vida adulta os irmãos tinham virtualmente o mesmo peso.

Quando Jeffrey Friedman isolou a leptina, um dos hormônios envolvidos na sensação de saciedade, na década de 1990, os estudos enveredaram pela biologia molecular.

Como a descoberta aconteceu numa época em que a epidemia de obesidade se alastrava pelos Estados Unidos, os aspectos moleculares do binômio fome-saciedade atraíram a atenção do mundo científico.

Nos anos seguintes, foram identificados a grelina, ligada à sensação de fome, o neuropeptídeo Y e outros fatores ativos na sinalização que coordena, no cérebro e no aparelho digestivo, o equilíbrio entre as calorias ingeridas e as exigências energéticas do organismo. Diversos genes que codificam esses fatores têm sido clonados e suas variantes ou mutações, sequenciadas.

Tais estudos começam a desvendar os mecanismos reguladores do balanço energético. As predisposições genéticas dos que vivem no conforto das poltronas, em ambientes com farta disponibilidade de alimentos altamente calóricos, estão por trás da explosão mundial do número de obesos.

Limitar esse fenômeno ao aporte calórico e à preguiça crônica que nos assola é uma simplificação infantil. O controle do peso corpóreo é um fenômeno complexo, que não depende exclusivamente da força de vontade.

Zur Hausen e o HPV

Em Chicago, assisti a uma palestra do virologista Harald zur Hausen, prêmio Nobel de medicina.

Depois da graduação, nos anos 1950, e de alguns anos como médico assistente da Universidade de Dusseldorf, Zur Hausen recebeu convite para estagiar com Werner e Gertrude Henle, renomados virologistas da Universidade da Pensilvânia.

O casal se dedicava às pesquisas com o vírus de Epstein-Barr (EBV), presente no interior das células de um tipo de linfoma maligno que o inglês Denis Burkitt acabara de descrever em crianças africanas.

De volta à Alemanha, nos anos 1960, contratado pela Universidade de Würzburg, o grupo de Zur Hausen demonstrou que o genoma de algumas células malignas continha o DNA do EBV.

Em 1972, a descoberta foi assim descrita por ele: "Demonstramos, pela primeira vez, que os genes dos vírus são capazes de persistir no interior de células humanas, modificar-lhes o genoma e provocar multiplicação celular maligna".

Nessa época, era pensamento corrente que o vírus do herpes simples seria o agente causador do câncer de colo do útero. Numa conferência internacional, em 1974, Zur Hausen afirmou que o herpesvírus não era encontrado em tumores uterinos. O silêncio foi constrangedor: o conferencista que o havia precedido descrevera o isolamento de genes do herpes simples em 40% das amostras de câncer de colo cultivadas em seu laboratório.

Transferido para a Universidade de Erlanger-Nuremberg, Zur Hausen criou um programa para isolar os vírus associados às verrugas genitais. Seu grupo conseguiu detectar o DNA do papilomavírus humano (HPV) em verrugas da pele dos pés, mas esse DNA não apresentava reações cruzadas com aqueles encontrados nas verrugas genitais e de outros locais da pele. Havia diferenças entre eles. Foi a primeira demonstração de que existia heterogeneidade entre os papilomavírus, observação em seguida confirmada em outros laboratórios.

Finalmente, entre 1980 e 1982, seu grupo conseguiu identificar o DNA do HPV em verrugas genitais e em papilomas de laringe. Um desses DNAs presentes em papilomas de laringe (o do HPV 11) mostrava reações cruzadas com o DNA presente no câncer de colo uterino.

Essas descobertas levaram ao isolamento do HPV 16 no material colhido por biópsia, em cerca de 50% dos casos de câncer de colo. Mais tarde, o grupo isolou o DNA do HPV 18 em outros 20% dos cânceres de colo.

Convencido de que o papilomavírus era o agente etiológico de uma doença que ainda mata cerca de 300 mil mulheres por ano, Zur Hausen pressionou a indústria farmacêutica para obter uma preparação vacinal que protegesse contra o vírus.

Na década passada, seus esforços foram compensados com a aprovação da vacina e com o reconhecimento de seu trabalho por meio do prêmio Nobel de 2008.

Em 2003, o professor Zur Hausen deixou o cargo de diretor-geral do German Cancer Research Center. Embora aposentado, continua a trabalhar, com as amostras de mais de 150 tipos de HPV isolados por seu grupo.

O mapa do cérebro

O cérebro humano é a estrutura mais complexa do universo. Decifrar os mecanismos por meio dos quais ele consegue criar movimentos, percepções, pensamentos, memórias e a consciência é o maior desafio científico de todos os tempos.

Está prestes a ser criado o BAM — Brain Activity Map (Mapa da Atividade Cerebral) —, um megaprojeto organizado para desenvolver novas gerações de técnicas que permitam mapear a atividade de neurônio por neurônio, com precisão de milissegundos.

Parece pretensão paranoide, mas não é. A neurociência tem feito enormes avanços na tecnologia que tornou possível estudar as funções de neurônios isolados.

Imagens do cérebro em ação podem ser obtidas por meio de ressonância magnética funcional, método que consiste em injetar na veia glicose marcada com isótopos radioativos, e analisar através da ressonância sua distribuição pelas diferentes áreas cerebrais, enquanto a pessoa realiza funções como andar, rir, olhar para figuras que despertam compaixão, raiva, atração sexual, solidariedade.

Apesar desses avanços, os mecanismos responsáveis pela percepção, cognição e ação permanecem misteriosos, porque resultam de interações em tempo real de grande número de neurônios, conectados em redes que formam circuitos de altíssima complexidade.

O projeto BAM propõe construir pontes que permitam descrever e manipular as atividades desses circuitos e redes de neurônios e até de cérebros inteiros, com a precisão em microescala de neurônio por neurônio.

O programa tem três objetivos:

1. Construir ferramentas capazes de, a um só tempo, obter imagens da maioria ou de todos os neurônios que fazem parte de cada circuito envolvido nas funções cerebrais.
2. Desenvolver métodos para interferir com o funcionamento de cada neurônio desses circuitos.
3. Entender as funções essenciais de circuito por circuito.

Para atingir tais objetivos é necessário criar programas de informática capazes de armazenar, manipular e compartilhar dados de imagens e propriedades fisiológicas, em larga escala, que serão enviados a todos os investigadores participantes. Será obrigatoriamente um esforço de colaboração internacional entre neurocientistas, físicos, engenheiros e teóricos que trabalham na academia ou na indústria.

Dentro de cinco anos, será possível monitorar ou controlar dezenas de milhares de neurônios. Ao redor dos dez anos, esse número terá sido multiplicado por dez.

Aos quinze anos, já poderemos observar a ação simultânea de 1 milhão de neurônios. Nessa fase, estaremos aptos a avaliar a função do cérebro inteiro do minúsculo peixe-zebra — usado como modelo em laboratório — ou de determinadas áreas do córtex cerebral de camundongos e de primatas.

Quando essa metodologia estiver disponível, poderá ser utilizada para diagnosticar e tratar distúrbios neuropsiquiátricos, ajudar na recuperação de funções perdidas depois de derrames cerebrais e criar teorias a respeito da cognição e do comportamento humano, baseadas em evidências.

Transtornos cerebrais devastadores como demências, esquizofrenia, depressão, autismo, epilepsia têm suas origens na desorganização das interações entre circuitos de neurônios, no interior do cérebro. Da mesma forma, as perdas de movimentos voluntários provocadas por derrames, paralisia cerebral, esclerose múltipla ou traumatismos medulares que desconectam os centros cerebrais do restante do corpo poderão ser tratadas e corrigidas por meio dessas novas tecnologias.

As atividades econômicas envolvidas no BAM serão comparáveis às do Projeto Genoma, que exigiu investimentos da ordem de 3,8 bilhões de dólares, mas gerou 800 bilhões de dólares de impacto econômico. O financiamento deverá vir de fontes governamentais e da iniciativa privada.

Lamento não estarmos vivos — você e eu, leitor — para assistirmos à descrição das bases neurais da consciência, o desafio maior.

A consciência seria uma característica especial e exclusiva de nossa espécie ou apenas um subproduto natural de cérebros mais complexos, que emergiria como simples consequência da integração da experiência individual com as informações sensoriais?

Haverá resposta para indagações como essas?

Gordura na dieta

Talvez a razão principal seja a de que a retirada da gordura deixe a comida insossa. Para compensar, as refeições ficaram mais ricas em carboidratos e a indústria acrescentou açúcar aos alimentos. As evidências apontam os açúcares como fator de risco para a instalação da chamada síndrome metabólica, combinação traiçoeira de hiperglicemia, hipertensão arterial, aumento de triglicérides, diminuição da fração HDL do colesterol e aumento da circunferência abdominal.

Num artigo recém-publicado no *British Medical Journal*, Aseem Malhotra, do Croydon University Hospital, faz o seguinte comentário: "Hoje, dois terços das pessoas admitidas em hospitais com o diagnóstico de infarto do miocárdio apresentam a síndrome metabólica. Mas 75% desses pacientes têm níveis de colesterol total absolutamente normais. Talvez o colesterol não seja o verdadeiro problema".

O autor prossegue:

Apesar da crença geral de que o colesterol elevado represente fator de risco para doença coronariana, diversos estudos populacionais independentes demonstraram que níveis baixos de colesterol total estão associados ao aumento da mortalidade geral e da mortalidade por eventos cardiovasculares, indicando que colesterol alto não é fator de risco para a população saudável.

Trago esse tema para ilustrar a reviravolta na literatura sobre o colesterol. Cada vez mais pesquisadores de renome contestam a conduta de reduzir os níveis de colesterol com medicamentos.

A argumentação é consistente: existem dúvidas de que essa estratégia faça cair a mortalidade por doenças cardiovasculares, em pessoas saudáveis de qualquer idade.

Obesidade e bactérias

Na vida intrauterina, o intestino é ambiente livre de germes. Basta virmos ao mundo, no entanto, para que ele seja povoado por um número de bactérias maior do que o de células existentes no corpo inteiro.

Os microrganismos que vivem no trato gastrointestinal estabelecem relações comunitárias que interferem com múltiplas funções fisiológicas. Diversas publicações levantaram a hipótese de que esse microbioma intestinal estaria relacionado com a obesidade.

Vanessa Ridaura e colaboradores, da Universidade de Washington, acabam de demonstrar que o microbioma de pessoas obesas ou magras é capaz de induzir obesidade ou magreza em ratos; e que bactérias intestinais de doadores magros podem invadir, colonizar o intestino e emagrecer ratos obesos, alimentados com uma dieta favorável.

No estudo, foram escolhidos quatro pares de irmãs gêmeas discordantes, nos quais uma era magra (Mg) e a outra obesa (Ob). Amostras de fezes de cada participante foram transplantadas para os intestinos de ratos criados em ambiente livre de germes.

Alimentados com dietas contendo o mesmo número de calorias, desenvolveram obesidade apenas os animais que receberam transplantes fecais das mulheres obesas.

Quando os pesquisadores puseram na mesma gaiola um rato (Ob), que recebeu transferência de bactérias cultivadas a partir das fezes de uma irmã obesa, em companhia de um rato (Mg), portador de bactérias obtidas da irmã magra, o animal (Ob) perdeu peso.

As bactérias dos ratos (Mg) colonizaram os intestinos dos ratos (Ob), mas a colonização reversa — dos (Mg) pelas bactérias dos (Ob) — não ocorreu. Os ratos (Ob) emagreceram; os (Mg) permaneceram magros.

A interação com a dieta foi clara: as bactérias intestinais dos ratos (Mg) só colonizaram adequadamente e emagreceram os ratos (Ob) quando estes foram alimentados com dietas ricas em fibras e pobres em gordura.

Uma das principais atividades das bactérias intestinais é quebrar e fermentar fibras alimentares, formando os chamados ácidos graxos de cadeia curta (AGCCs), que fornecem 5% a 10% das calorias diárias dos seres humanos. Ratos (Mg) produzem maiores quantidades desses ácidos graxos do que os (Ob).

Embora os AGCCs sejam fonte de energia, eles promovem emagrecimento porque inibem o acúmulo de gordura no tecido adiposo, aumentam a energia que o organismo gasta em repouso e a produção de hormônios envolvidos na sensação de saciedade.

Traduzir esses achados para o contexto humano não é simples. Alguns *Bacteroides* intestinais presentes nos ratos (Ob) dos experimentos descritos são mais frequentes em pessoas obesas do que nas magras. Eles estão associados a dietas ricas em proteína animal e gorduras saturadas, e são encontrados em pequeno número em africanos que ingerem alimentos ricos em fibras.

O modelo experimental descrito pelo grupo da Universidade de Washington servirá de base para trabalhos com transplantes de bactérias fecais humanas no tratamento da obesidade.

O vício de comer

O povo diz que os gordos são mentirosos e preguiçosos; andam pouco e comem mais do que confessam.

Essa visão preconceituosa está por trás do atraso da medicina no tratamento da obesidade. Quando alguém com excesso de peso procura ajuda médica, a prescrição que leva para casa é a de reduzir o número de calorias ingeridas.

Existe recomendação mais fadada ao insucesso? É o mesmo que aconselhar o alcoólatra a beber com moderação. Quem consegue controlar a compulsão para comer ou beber não engorda nem vive bêbado.

A primeira descoberta relevante no campo da obesidade só aconteceu nos anos 1990, quando Coleman e Friedman relataram que certos ratos obesos eram insaciáveis, porque apresentavam um defeito genético nas células do tecido adiposo que as tornava deficientes na produção de leptina — hormônio ligado à inibição do apetite.

Foi a demonstração inequívoca de que havia fatores hormonais envolvidos na obesidade.

Logo ficou claro, entretanto, que essa visão hormonal era incompleta, porque: 1) são raros os casos de deficiência de leptina; 2) muitos obesos, ao contrário, produzem níveis mais altos de leptina, insulina e outros hormônios inibidores da fome, mas são pouco sensíveis a seus efeitos.

A visão atual compara a neurobiologia da obesidade à da compulsão por drogas, como cocaína ou heroína.

Quando a fome aperta, hormônios liberados pelo aparelho digestivo ativam os circuitos cerebrais de recompensa localizados no núcleo estriado. Essa área contém concentrações elevadas de endorfinas, mediadores ligados à sensação de prazer.

À medida que o estômago se distende e os alimentos progridem no trato digestivo, há liberação de hormônios que reduzem gradativamente o gosto que a refeição traz, tornando os alimentos menos atraentes. Os hormônios que estimulam ou diminuem o apetite agem por meio do ajuste fino dos prazeres à mesa.

Carboidratos e alimentos gordurosos subvertem essa ordem. São capazes de excitar sensorialmente o sistema de recompensa a ponto de deixá-lo mais resistente aos hormônios da saciedade. Esse mecanismo explica por que depois do terceiro prato de feijoada, já com o estômago prestes a explodir, encontramos espaço para a torta de chocolate.

À medida que o peso corpóreo aumenta, o organismo responde aumentando os níveis sanguíneos de leptina, insulina e outros supressores do apetite.

Como consequência, surge uma tolerância crescente às ações desses hormônios. Na obesidade, os circuitos de recompensa respondem mal à presença de alimentos no estômago, exigindo quantidades cada vez maiores para disparar a saciedade. Pessoas obesas precisam comer mais para experimentar a mesma sensação de plenitude acessível com quantidades menores às mais magras.

Como defende Paul Kenny, do Scripps Research Institute, da Flórida:

A obesidade não é causada por falta de força de vontade. Como nas drogas causadoras de dependência, a compulsão pela comida provoca um feedback nos centros cerebrais de recompensa: quanto mais calorias você consome, mais fome sente e maior é a dificuldade para aplacá-la.

Essa armadilha não lembra, de fato, a que aprisiona dependentes de nicotina, cocaína, álcool ou heroína? O efeito sanfona não é comparável às recaídas dos usuários dessas drogas? Faz sentido: a evolução não criaria um sistema de recompensa para cada forma de compulsão.

Durante milhões de anos, a sobrevivência de nossos ancestrais esteve ameaçada pela escassez de alimentos. Como ativar a saciedade era preocupação secundária, a seleção natural privilegiou aqueles dotados de circuitos cerebrais mais eficientes em estimular a fome do que em suprimi-la.

Os avanços da culinária, a fartura, a disponibilidade de alimentos industrializados ricos em gorduras e carboidratos, os sucos, refrigerantes, biscoitos e salgadinhos ao alcance das crianças, a cultura de passar horas à mesa e a vida sedentária criaram as condições ambientais para que a epidemia de obesidade se disseminasse.

Segundo o IBGE, há 52% de brasileiros com excesso de peso ou obesidade, número que nos Estados Unidos ultrapassou 70%. Em poucos anos chegaremos lá.

DESCONSTRUINDO MITOS

Torresmo à pururuca

Ninguém mais sabe o que comer. São tantas informações contraditórias sobre o valor e os malefícios dos alimentos que até nós, médicos, ficamos confusos.

Houve um tempo em que as famílias cozinhavam com banha de porco e fritavam bifes, ovos, batatas e bolinhos sem a menor preocupação com o teor lipídico das refeições.

Nessa época, em que não contávamos com os confortos da vida moderna, todos faziam as refeições em casa, andavam bem mais e engordavam muito menos.

Na década de 1920, o número de mortes por ataque cardíaco nos Estados Unidos estava abaixo de 10%; trinta anos mais tarde, atingia 30%. Como era preciso encontrar justificativa para esse fenômeno, o colesterol entrou em campo. A explicação parecia lógica: com o progresso, houve aumento do acesso à carne vermelha, alimento que elevaria os níveis de colesterol; colesterol mais alto, mais ataque cardíaco.

A partir dessas ideias preconcebidas, os serviços de saúde americanos passaram a recomendar que a população comesse menos carne e reduzisse ao mínimo o consumo de gordura animal, ideologia que se espalhou pelo mundo.

Digo ideologia porque jamais houve comprovação científica de que a ingestão de carne vermelha teria relação direta com infartos do miocárdio ou derrames cerebrais. Todos os estudos que sugeriram essa associação apresentam vieses estatísticos que comprometem as conclusões finais.

Walter Willet, um dos mais respeitados epidemiologistas do mundo, calcula que um estudo rigoroso para esclarecer em definitivo essa questão deveria envolver pelo menos 100 mil participantes, acompanhados durante vinte anos, a um custo total de pelo menos 1 bilhão de dólares. Quem estaria disposto a financiá-lo?

Agora, vejamos a questão das frituras.

Os espanhóis acabam de publicar um inquérito populacional conduzido entre 40 757 mulheres e homens de 29 a 69 anos, seguidos por um período médio de onze anos, com a finalidade de avaliar a possível relação entre consumo de frituras, ataques cardíacos e mortalidade geral.

Para que essa população representasse melhor a variedade das dietas do país, escolheram habitantes de duas cidades no Norte (Gipuzkoa e Navarra) e duas no Sul (Granada e Múrcia).

No período estudado, ocorreram 606 ataques cardíacos e o total de 1135 mortes, somadas todas as causas.

De acordo com a quantidade de fritura na dieta, os participantes foram divididos em quatro grupos: consumo alto, médio-alto, médio-baixo e baixo.

A análise multivariada mostrou que, na comparação entre os quatro grupos, não surgiram diferenças estatisticamente significantes quanto ao número de ataques cardíacos ou à mortalidade por qualquer causa.

Os resultados também não variaram entre aqueles que preparavam frituras com óleo de oliva ou de girassol — as duas formas mais frequentes na Espanha — ou com outros óleos vegetais.

Também não fez diferença o tipo de alimento frito: carne vermelha, peixe, batatas ou ovos.

Os autores consideram os resultados válidos para os países mediterrâneos, nos quais as frituras são feitas principalmente com óleo de oliva e de girassol, em vez de banha ou manteiga. Além dessa ressalva, insistem que os espanhóis não são consumidores contumazes de fast-food, comida geralmente preparada com óleo usado diversas vezes, método que ainda não foi estudado no âmbito das doenças cardiovasculares.

Podemos aplicar em nosso dia a dia as conclusões acima?

Frituras têm alta densidade energética, porque durante o frigir os alimentos perdem água e absorvem gordura. Estudos anteriores mostram que ingeri-las em quantidades maiores está associado ao excesso de peso, à hipertensão e ao acúmulo de gordura abdominal, condições sabidamente ligadas ao aumento do risco de doenças cardiovasculares.

Se é assim, não seria de esperar que no estudo espanhol dietas ricas em frituras também constituíssem fator de risco?

Seria, caro leitor, mas em ciência nem tudo que parece lógico resiste ao crivo da análise experimental. Estudos populacionais são feitos justamente para comprovar ou jogar por terra afirmações dogmáticas.

Então posso comer fritura à vontade?

Se não quiser ganhar peso, acumular gordura no abdômen e ficar hipertenso, coma com parcimônia, mas sem remorso.

H1N1 na gravidez

No início de 2009, surgiu um novo vírus influenza A, batizado como A(H1N1)pdm09.

Em junho do mesmo ano, a Organização Mundial da Saúde decretou o alerta 6, seu nível mais elevado nas ameaças de pandemias.

Quase sete anos passados, aprendemos muito sobre os efeitos da gripe H1N1 em gestantes e recém-nascidos. Não obstante, ainda ocorrem casos graves, hospitalizações e óbitos causados pela doença. Bebês nascidos de mulheres que tiveram quadros graves de H1N1 correm risco mais alto de prematuridade e baixo peso.

Embora já soubéssemos que gravidez é fator de risco para complicações da gripe, a pandemia de 2009 permitiu obter dados mais sólidos a respeito das características dessa vulnerabilidade.

Antes de 2009, as autoridades sanitárias recomendavam que os antivirais — como oseltamivir — fossem prescritos apenas nas gestações associadas a outras condições de risco (diabetes, doenças pulmonares, cardiovasculares etc.); as saudáveis não precisariam de tratamento específico.

No decorrer da epidemia de 2009, entretanto, o tratamento antiviral passou a ser indicado para todas as gestantes e para as que haviam dado à luz recentemente, sem levar em conta a existência ou não de outras enfermidades, a gravidade do quadro clínico ou os resultados dos testes diagnósticos.

Meta-análises mostraram que, em 2009, as grávidas tratadas com antivirais nas primeiras 48 horas da instalação dos sintomas gripais apresentaram mortalidade 80% mais baixa do que aquelas não tratadas.

Mais ainda: apesar de a eficácia ser maior com o tratamento precoce, foram beneficiadas até mesmo aquelas medicadas depois das 48 horas iniciais.

O acompanhamento das que receberam oseltamivir durante a gravidez revelou que a medicação é segura para a mãe e para o feto. É importante ressaltar a segurança, porque há gestantes que se recusam a tomar o medicamento, por um receio que não encontra justificativa nas evidências científicas.

Além dos benefícios dos antivirais, também ficou demonstrada a segurança da vacinação contra a gripe durante a gravidez. Já foram vacinadas milhões de mulheres, sem haver relato de um único caso de malformação fetal.

Ainda assim, não são poucas as grávidas que deixam de se vacinar por preconceito, ideologia ou falta de informação, enquanto outras adiam a imunização para depois do primeiro trimestre, providência sem nenhum sentido.

Não bastassem os benefícios maternos, a vacinação da futura mãe reduz o risco de prematuridade, baixo peso e protege o bebê durante os seis primeiros meses de vida, fase em que a doença costuma ser mais agressiva.

Em relação à gripe na gravidez, o Center for Diseases Control dos Estados Unidos faz quatro recomendações principais:

1. É preciso orientar as gestantes para procurar atendimento médico assim que surgirem os primeiros sintomas gripais, fase em que a eficácia dos antivirais é mais alta.

2. Para que possa ser iniciado de imediato, a indicação do tratamento deve basear-se na avaliação clínica, uma vez que os testes laboratoriais apresentam sensibilidade limitada e a perda de tempo na espera dos resultados pode comprometer a ação protetora dos medicamentos.

3. Como a eficácia da vacina oscila ao redor de 60%, toda gestante com suspeita de gripe deve ser tratada com antivirais, tenha sido vacinada ou não.

4. Embora os melhores resultados sejam obtidos quando o tratamento antiviral é administrado nas primeiras 48 horas contadas a partir do início dos sintomas, há evidências de proteção mesmo quando iniciado mais tarde.

Os relatos de casos graves de gripe durante a gestação, hospitalizações e a morte de mulheres anteriormente saudáveis na epidemia de 2009 chamaram a atenção para a gravidez como fator de risco e serviram de base para a publicação de grande número de estudos científicos.

Se aprendemos que a vacinação é segura e protetora e que administrar antivirais, ao surgirem os sintomas, reduz significativamente a gravidade do quadro gripal e a mortalidade, além de trazer vantagens para o recém-nascido, esse conhecimento tem que ser levado às principais interessadas: as mulheres grávidas.

Placebos, médicos e charlatães

O conceito de que placebos são preparações inertes deve ser abandonado.

O efeito causado por eles é definido como "a melhora dos sintomas resultante da participação da pessoa doente num encontro terapêutico com seus rituais, simbologias e interações".

É um efeito precipitado pelo contexto e o ambiente em que acontece a intervenção, seja realizada por médicos e outros profissionais da saúde, curandeiros ou charlatães.

A diversidade de sinais e comportamentos associados ao placebo inclui o avental branco, o estetoscópio, o ambiente hospitalar, o contato com as mãos que examinam e a empatia.

A neurobiologia do efeito é mais complexa do que imaginávamos. Envolve neurotransmissores (endorfinas, canabinoides e dopamina) e a ativação de regiões cerebrais de alta relevância funcional (córtex pré-frontal, ínsula e amígdala), os mesmos circuitos ativados por diversos medicamentos.

Pesquisas recentes conseguiram identificar alguns genes presentes nas pessoas mais suscetíveis à ação dos placebos.

A elucidação desses mecanismos básicos trouxe credibilidade científica aos placebos. Sua atividade é mediada por fenômenos biopsicossociais que vão além das remissões espontâneas das doenças e das flutuações dos sintomas que as caracterizam.

O que aprendemos sobre eles nos últimos anos?

Primeiro: embora sejam capazes de aliviar sintomas, eles não curam nem alteram a fisiopatologia das enfermidades.

Por exemplo, não há evidência de que consigam reduzir as dimensões de massas tumorais, mas podem aliviar os sintomas do câncer e os efeitos indesejáveis do tratamento: fadiga, náuseas, vômitos, dores ou as ondas de calor da menopausa induzida. Nos casos de asma, não melhoram os índices das provas de função pulmonar, mas podem diminuir a intensidade das crises de falta de ar. Respostas semelhantes foram encontradas em afecções neuromusculares, gastrointestinais e urogenitais.

Segundo: o impacto da simbologia e das interações com o médico pode potencializar a eficácia dos medicamentos tradicionais.

Há um estudo em que pessoas com enxaqueca foram divididas em dois grupos: um deles recebeu um comprimido que continha 10 mg de rizatriptano, rotulado erroneamente como placebo; ao outro, foi administrado um comprimido de placebo com o rótulo de rizatriptano. Com a troca de rótulos, o alívio da cefaleia foi idêntico em ambos os grupos. Quando os mesmos pacientes receberam os 10 mg de rizatriptano rotulados como tal, o efeito analgésico foi 50% superior ao do placebo.

Resultados semelhantes foram descritos com morfina, diazepan e fentanila.

Terceiro: os mesmos fatores psicossociais que promovem os benefícios dos placebos podem dar origem a efeitos indesejáveis (efeito nocebo).

É o caso das náuseas antecipatórias dos pacientes que vomitam ao chegar ao hospital, antes de entrar na sala de quimioterapia.

Num estudo, portadores de aumento benigno da próstata medicados com finasterida, previamente informados de que a droga poderia interferir com a potência sexual, queixaram-se três vezes mais desse inconveniente do que aqueles tratados com a mesma droga, sem ter recebido essa informação.

Num estudo com um anticonvulsivante no tratamento da enxaqueca, pacientes que receberam comprimidos de talco (placebo), aparentemente idênticos aos do medicamento, queixaram-se de perda de memória e do apetite.

Um levantamento de vários ensaios clínicos mostrou que, em 4% a 26% dos casos, os participantes interrompem o placebo por causa de reações colaterais.

Uma variedade infinita de placebos é receitada por vizinhos, curiosos, avós, religiosos e navegadores da internet. Os benefícios obtidos fazem a fama de curandeiros e de alguns médicos que trabalham na área da assim chamada medicina alternativa. A elucidação dos mecanismos neurobiológicos envolvidos na ação dos placebos começa a dar sentido ao bem-estar que certos pacientes dizem sentir com eles.

Por outro lado, precisamos aprender como a atenção, a empatia, o exame físico cuidadoso e as palavras de conforto podem tirar partido da neurobiologia do efeito placebo, na prescrição dos medicamentos de alta eficácia à disposição da medicina moderna.

Ignorância populista

Dizem que Deus limitou a inteligência do homem para que não ousássemos invadir seus domínios. Se assim foi, que mal haveria em ter limitado também a ignorância, já que fomos concebidos à sua imagem e semelhança? Custaria?

Faço essa reflexão porque a Câmara dos Deputados aprovou a liberação da fosfoetanolamina, droga que teria propriedades antineoplásicas, sem que nenhum estudo tenha sido submetido à apreciação da Anvisa, o órgão brasileiro encarregado de avaliar a atividade de medicamentos antes da comercialização.

Seguindo os trâmites burocráticos, o projeto foi para uma comissão do Senado, que só não o aprovou por unanimidade por causa do voto solitário do senador Aloysio Nunes.

A matéria irá a plenário. A julgar pela qualidade da formação científica e pela vocação populista de nossos senadores, teremos no mercado uma droga para tratar seres humanos testada apenas em ratos, conduta repudiada até em medicina veterinária.

Para você, leitor, que não acompanhou essa novela, vou resumi-la:

Um professor de química da USP, em São Carlos, desenvolveu e patenteou o processo de síntese dessa molécula. Depois de documentar regressões obtidas principalmente em ratos portadores de melanoma maligno (em trabalhos bem conduzidos), ele passou a produzi-la em seu laboratório e a distribuí-la a pacientes com câncer.

A distribuição foi feita sem nenhum critério científico para avaliação de eficácia e sem o consentimento dos conselhos de ética da universidade, passo obrigatório para a autorização de pesquisas em seres humanos.

A USP foi conivente com essa aberração durante dez anos. Só quando o professor se aposentou, a universidade tomou conhecimento daquela anomalia intramuros e proibiu a produção da droga em suas instalações.

Foi um pandemônio. Compreensivelmente, famílias desesperadas entraram na Justiça.

Um ministro do Supremo concedeu uma liminar que obrigava a USP a fornecer a droga para um paciente. Veio uma enxurrada de ações legais, que forçaram a universidade a fabricar um remédio de atividade não comprovada, sem passar pelo crivo da Anvisa.

Na época, fiz uma intervenção no *Fantástico*, chamando a atenção para esse absurdo.

Expliquei que não é essa a forma de descobrir novos medicamentos e insisti em que nunca existiu nem existirá um remédio que cure ou seja útil em todos os casos de câncer, lamentavelmente.

O que chamamos de câncer é um grupo de mais de cem doenças que, em comum, têm apenas a célula maligna. A diferença entre um câncer de próstata e outro de pulmão é tão grande quanto a existente entre insuficiência renal e insuficiência auditiva.

Câncer de mama, por exemplo, é um conjunto de mais de vinte subtipos, cada um dos quais subdividido em outros. Imaginar que uma droga seja ativa em todos os casos, desculpem, é coisa de gente ignorante em medicina.

Fui achincalhado nas redes sociais. As aleivosias mais benevolentes diziam que faço parte de uma conspiração da TV Globo (sempre ela) em conluio com as multinacionais interessadas em boicotar remédios baratos para o povo. Outros afirmavam que cancerologistas, como eu, se opunham à descoberta da cura do câncer.

Fiquei chateado, mas não me senti ofendido, sinceramente. É o preço pago por quem teve o privilégio de estudar num país de iletrados.

Em São Paulo, o Icesp, centro de oncologia de projeção internacional, vai iniciar um estudo clínico para testar a apregoada ação antitumoral da fosfoetanolamina e definir em que tipos de tumores essa atividade poderia ser documentada. Liberá-la por decreto legislativo, além de criar esperanças vãs naqueles que sofrem da doença, cria um precedente grave que desmoraliza a Anvisa e põe a perder a oportunidade de identificar alguma ação antitumoral que a droga porventura tenha.

Tomo a liberdade de sugerir aos senhores senadores que se deem ao trabalho de procurar um único oncologista no Brasil que esteja a favor da liberação dessa ou de qualquer outra droga sem avaliação científica prévia. Seríamos todos nós, que passamos a vida cuidando de doentes com câncer, mercantilistas vis, insensíveis ao sofrimento e à morte das pessoas de quem tratamos?

Pensamentos mágicos

"Como você andava, irmã?", perguntou o pastor sorridente, com a mão paternal no ombro de uma senhora tímida, de idade indefinida.

Na frente das câmeras, ela ensaiou passos curtos e trôpegos.

"E agora, depois de receber a graça, irmã?"

Decidida, a senhora cruzou o palco em passos lépidos e saiu de cena.

"Deus é lindo", proclamou ele para os aplausos da plateia.

Deixando de lado a indignação que nos causa ver espertalhões a explorar a fé e a credulidade para tomar dinheiro de gente pobre, qual seria a explicação mais razoável para aquela cena?

A senhora estaria mancomunada com a produção do programa? Teria um problema ortopédico que foi tratado ou melhorou espontaneamente depois de receber a tal bênção? A bênção agira como placebo?

E como explicar as palmas do auditório lotado? Todos acreditaram que foi mesmo Deus quem realizou aquela proeza fantástica?

Feiticeiros, xamãs, videntes, santos milagreiros e charlatães de toda espécie manipulam as inseguranças humanas diante da incapacidade de moldarmos o mundo segundo nossa vontade, do medo da decadência física, do desconhecido e da contradição imposta pela morte. A ideia de que um dia fecharemos os olhos para regressar ao nada que existia antes de nascermos é insuportável para a maioria esmagadora da humanidade.

Para escapar dos becos que nos parecem sem saída, nós nos agarramos ao vai dar tudo certo, ao tenha fé em Deus. O pensamento mágico ignora as evidências contrárias ainda que estejam a um palmo de nós; nossos desejos serão realizados por um toque da varinha de condão.

Quando corre o boato de que em determinada cidade surgiu um predestinado que opera milagres, centenas de milhares de pessoas de todos os estratos sociais e níveis de escolaridade vão atrás dele. Viajam longas distâncias nas condições mais precárias, em busca de um gesto capaz de curar-lhes o câncer, devolver-lhes força ao coração infartado, elasticidade às articulações enrijecidas pelo reumatismo e movimento aos membros paralisados.

Acreditam que das mãos do predestinado emana uma energia que terá o dom de restabelecer o equilíbrio entre as células do organismo, desorganizadas pela doença. Se lhes perguntarmos que tipo de energia é essa — cinética, potencial, atômica, gravitacional? — e por que não serve para movimentar carros sem combustível, carroças sem cavalos ou fazer um homem levitar, ficam ofendidos e nos acusam de materialistas incrédulos, estupidificados pelo raciocínio científico.

O pensamento mágico está por trás das poções que tanta gente ingere com o propósito de manter boa saúde e curar enfermidades que vão do resfriado ao mal de Alzheimer. São chás de todos os tipos, vitaminas compradas a preço de ouro e uma variedade de receitas tão diversificadas quanto a imaginação humana consegue criar. Muitas delas prescritas por profissionais que receberam o diploma de médico.

Já atendi mais de um adepto da cura pelo limão. Cada ciclo de tratamento tem 28 dias: no primeiro, você toma o suco de um limão; no segundo, o de dois limões; no terceiro, o de três; no 14º dia, o de catorze. A partir do 15º dia, em ordem decrescente, treze, doze, onze, até voltar a uma unidade. Terminado o ciclo, começa tudo de novo: um, dois, três, quatro...

O número dos que consomem vitaminas e suplementos alimentares da mais absoluta inutilidade é assustador.

Quando passo na porta de lojas do tamanho de supermercados que comercializam esses produtos, em países com níveis altos de escolaridade como Estados Unidos ou Japão, fico descrente da racionalidade da espécie humana.

Em franca expansão no Brasil, esse mercado movimenta mais de 20 bilhões de dólares apenas nos Estados Unidos.

Para aqueles com acesso à alimentação variada que inclui frutas, legumes e folhas verdes, tomar vitaminas ou acrescentar suplementos à dieta tem o mesmo impacto na prevenção de doenças e preservação da saúde do que as bênçãos dos iluminados.

A única saída para formarmos gerações de mulheres e homens menos crédulos é ensinar ciência e os princípios básicos do pensamento científico já na escola primária.

Arroz dourado

Um grupo de ativistas destruiu um campo de estudos do arroz dourado, nas Filipinas. Tomo a liberdade de resumir o editorial que a revista *Science* publicou sobre esse evento.

Arroz dourado (*Golden Rice*) é uma variedade modificada geneticamente por técnicas moleculares, de modo a torná-la capaz de produzir betacaroteno, um precursor da vitamina A, componente essencial da molécula de rodopsina, encarregada de absorver os raios luminosos que incidem na retina.

Em todo o mundo, meio milhão de crianças por ano ficam cegas por deficiência de vitamina A. Uma vez instalada a perda total da visão, metade delas vai a óbito em doze meses.

A falta de vitamina A também compromete a integridade do sistema imunológico, aumentando o risco de diversas enfermidades. É uma doença da pobreza e da desnutrição, causadora de 1,9 milhão a 2,8 milhões de mortes anuais, predominantemente entre mulheres e crianças com menos de cinco anos.

O arroz é o alimento principal de quase a metade da população do mundo, mas a variedade branca não é fonte de vitamina A.

Depois de anos de estudos laboratoriais, os grupos de Ingo Potrykus e Peter Beyer desenvolveram uma variedade geneticamente modificada de grãos capazes de acumular betacaroteno.

Depois, foram necessários 25 anos de pesquisas de campo realizadas pelo International Rice Research Institute em conjunto com o Phillipine Rice Research Institute, com o objetivo de desenvolver e testar em campo variedades capazes de exprimir quantidades de betacaroteno suficientes para eliminar a deficiência de vitamina A, nas populações em que o arroz é a base da dieta.

Levou tempo para ser obtida a patente que possibilitou a distribuição gratuita das sementes para lavradores pobres. Exigências exageradamente meticulosas para a realização de testes de segurança, com a finalidade de provar que a variedade não causaria danos ambientais, atrasaram por mais de uma década a liberação do arroz rico em betacaroteno.

Introduzidos no comércio há dezoito anos, os alimentos geneticamente modificados foram adotados mais prontamente do que qualquer outra tecnologia na história da agricultura, justamente por beneficiar agricultores, consumidores e o ambiente.

Nenhum outro avanço na agricultura foi submetido a escrutínio tão rigoroso. Até hoje não houve demonstração de que eles causem problemas de saúde para seres humanos ou outros animais. Ainda assim, grupos de ativistas exigem provas de que eles não fazem mal.

Comprovar que determinado alimento faz mal é fácil, porque aqueles que o ingerem ficam doentes. O oposto é quase impossível. Estudos desse tipo (chamados de negativos) exigem milhões de participantes acompanhados por décadas.

Até hoje não existe comprovação científica definitiva de que cenoura, batata, alface ou banana fazem bem à saúde. Sequer demonstramos que são alimentos absolutamente seguros, incapazes de provocar alguma doença depois de consumidos durante cinquenta anos.

Pílulas mágicas

É incrível o poder que o povo atribui às vitaminas. Seus defensores juram que elas melhoram o apetite, evitam gripes e resfriados, reforçam a imunidade, conferem bem-estar e aumentam a longevidade.

Essa crença vem ao encontro do sonho acalentado desde os primórdios da humanidade: obter tais benefícios sem nenhum esforço, à custa de um elixir da juventude.

Ninguém colaborou tanto para a popularização desses mitos quanto Linus Pauling, agraciado duas vezes com o prêmio Nobel (Química e Paz), que recomendava doses altas de vitamina C para neutralizar os radicais livres produzidos no interior das células, processo que teria o dom milagroso de prevenir câncer, enfermidades cardiovasculares, estimular a imunidade e retardar o envelhecimento celular.

Atenta às oportunidades, a indústria farmacêutica investiu pesado na divulgação dessas ideias. Durante décadas, os comerciais de vitamina C para tratamento de gripes e resfriados infestaram o horário nobre das TVs. Campanhas milionárias acompanharam o lançamento de inúmeros complexos vitamínicos.

Os anos 1990 assistiram ao florescimento de um mercado multibilionário nos Estados Unidos e na Europa, que se disseminou pelos países mais pobres. Hoje, americanos e europeus podem comprar o abecedário inteiro de vitaminas e sais minerais em grandes lojas especializadas.

O mercado mundial movimenta 68 bilhões de dólares anuais, mais de 20 bilhões apenas nos Estados Unidos, país em que a metade da população faz uso de vitaminas. Os japoneses gastam 15 bilhões por ano.

Esse mercado foi criado sem evidências científicas que lhe servissem de base. Os estudos conduzidos nos últimos vinte anos envolveram números pequenos de participantes, acompanhados durante períodos curtos e com tantos vieses estatísticos que os resultados só contribuíram para criar contradições.

Com a finalidade de analisar as informações mais recentes, a comissão dos Serviços de Saúde dos Estados Unidos encarregada de recomendar medidas preventivas para a população (US Preventive Services Task Force — USPSTF) fez uma revisão cuidadosa das publicações sobre o papel das vitaminas na prevenção de doenças cardiovasculares e câncer, as duas principais causas de morte nos países do Ocidente.

A conclusão não poderia ser mais objetiva: "Não há evidências de que o uso de vitaminas diminua a incidência de doenças cardiovasculares ou câncer".

Muitos defensores da suplementação vitamínica apresentam a justificativa de que se não fizerem bem, mal elas não fazem.

Não é verdade. Além dos efeitos colaterais associados às doses exageradas contidas em muitas apresentações, pelo menos dois estudos realizados para analisar o efeito protetor do betacaroteno em fumantes obtiveram resultados inquestionáveis: a administração de betacaroteno aumenta a incidência de câncer de pulmão, nessa população de risco.

Na clínica, canso de ver fumantes tomando complexos vitamínicos que contêm concentrações elevadas de betacaroteno. Alguns o fazem com prescrição médica.

As interações associadas a doses suprafisiológicas de micronutrientes — como ele — são complexas e imprevisíveis. O caso do selênio e da vitamina E na prevenção do câncer de próstata é outro exemplo.

Em 2001, foi iniciado o estudo SELECT, que envolveu mais de 35 mil homens, divididos aleatoriamente em grupos que receberam vitamina E, selênio, uma combinação de selênio e vitamina E ou um comprimido inerte (placebo).

Planejado para durar doze anos, o estudo foi interrompido em 2008, quando ficou evidente que o selênio não exercia qualquer efeito protetor e que a vitamina E aumentava o risco de câncer de próstata em até 63%. O grupo com menos casos de câncer de próstata foi o que recebeu placebo.

Vitaminas são úteis para tratar deficiências em crianças pequenas, em pessoas com limitações para se alimentar e em marinheiros com escorbuto nas caravelas lusitanas.

Portanto, prezado leitor, se você não é bebê de colo, não está tão velho que não consiga mastigar e não tem a intenção de atravessar o Atlântico ao sabor dos ventos, coma frutas, legumes e verduras e ponha o corpo para andar. Não jogue dinheiro no vaso.

Suplementação de cálcio

Prescrever cálcio com vitamina D para prevenir osteoporose e fraturas na menopausa é prática frequente. A literatura, no entanto, mostra que a interação entre cálcio, vitamina D e ossificação é complexa e pouco conhecida.

Mais de 98% do cálcio fica armazenado no esqueleto, reservatório que retira ou libera cálcio na circulação, de acordo com as necessidades.

O cálcio exerce duas funções fisiológicas essenciais: transmitir mensagens no interior das células e conferir dureza e resistência à estrutura óssea. Como sua eliminação pela urina, fezes e suor é inevitável, a ingestão de quantidades insuficientes por períodos prolongados pode afetar diversos processos biológicos.

Para mulheres de dezenove a cinquenta anos e homens de dezenove a setenta, a dose diária recomendada é de 1000 mg/dia. Mulheres com mais de cinquenta anos e homens acima de setenta requerem 1200 mg/dia.

Cerca de 70% do cálcio presente na dieta da maioria dos adultos vêm do leite e seus derivados (uma xícara de leite ou uma fatia de queijo contém cerca de 300 mg; um copinho de iogurte natural 450 mg). Vegetais como brócolis, certos peixes (sardinha e salmão), sucos e alimentos fortificados fornecem, em média, mais 300 mg/dia.

A rigor, a suplementação só está justificada nos casos em que a quantidade ingerida é inferior às necessidades diárias. O cálcio presente nos alimentos é absorvido com mais facilidade do que o dos suplementos.

Estudos observacionais sugerem que o risco de fraturas aumenta quando a ingestão diária cai abaixo de 700 mg a 800 mg. O benefício da suplementação em pessoas sem deficiência não está demonstrado.

As preparações mais comuns são as de carbonato e de citrato de cálcio. O carbonato contém 40% de cálcio elementar, deve ser tomado junto com as refeições, é mais barato e mais fácil de encontrar, mas eventualmente provoca obstipação e flatulência. O citrato contém 20% de cálcio elementar, pode ser administrado fora das refeições e causa menos desconforto abdominal.

Análises conjuntas (metanálises) de diversos estudos mostram que administrar cálcio provoca reduções inexpressivas do número de fraturas. A mais completa delas revelou diminuição de 12%, mas apenas em pessoas internadas em instituições para idosos.

Além dos problemas digestivos, a suplementação aumenta o risco de cálculos renais. Quanto maiores as doses, maior o risco.

Publicações recentes levantaram a suspeita de que ela aumentaria o risco de arritmias cardíacas e infarto do miocárdio, por deposição de cálcio na parede das artérias. Os resultados, entretanto, são conflitantes.

Enquanto essas dúvidas não ficam esclarecidas, o ideal é oferecer através da alimentação as quantidades de que o organismo necessita. A suplementação deve ser prescrita em doses mínimas, divididas em pelo menos duas tomadas diárias, somente nos casos em que a pessoa não consegue ingerir quantidades adequadas.

Receitar cálcio indiscriminadamente não faz sentido.

Obesidade: mitos e fatos

Receitas e dietas para emagrecer são como o capim; estão em toda parte. Talvez não exista campo da medicina com tantos mitos e pressuposições divulgadas pelos meios de comunicação, sem evidências científicas que lhes deem suporte.

O *The New England Journal of Medicine* publicou uma revisão em que foram avaliadas as informações sobre obesidade transmitidas pela internet, imprensa escrita e literatura científica.

O estudo identificou sete mitos divulgados como verdades científicas:

1. Pequenas reduções do aporte calórico diário ou pequenos aumentos do gasto energético provocam emagrecimento significativo mantido por períodos longos.

A sugestão de que devemos esperar grandes reduções de peso em resposta a pequenas mudanças no estilo de vida deriva da regra das 3500 kcal (calorias, popularmente) estabelecida há meio século, segundo a qual cada redução dessa quantidade de calorias na dieta faz perder 450 gramas de peso corpóreo.

Levantamentos recentes mostram que existe grande variabilidade individual nessa perda, porque, quando o peso cai, as necessidades energéticas básicas do organismo diminuem. Em outras palavras, quando a pessoa emagrece, a energia que o corpo precisa para funcionar em repouso também diminui. Essa relação explica por que as dietas funcionam bem no início, mas vão perdendo a eficácia à medida que o peso diminui.

2. Estabelecer alvos modestos, mais realistas, funciona melhor do que pretensões de perder muitos quilos.

Embora evitar a frustração por haver fracassado em atingir metas de emagrecimento mais ambiciosas tenha certa lógica, as evidências científicas apontam na direção oposta: programas que propõem perdas substanciais apresentam resultados melhores.

3. O emagrecimento rápido e acentuado está mais associado ao efeito sanfona do que o lento e gradual.

Nos estudos clínicos, o emagrecimento rápido tem sido associado à manutenção do peso mais baixo por tempo mais prolongado.

Embora não esteja claro por que algumas pessoas obesas têm uma perda inicial mais rápida do que outras, recomendar pequenas reduções mais lentas pode comprometer o sucesso do tratamento.

4. Nos programas de emagrecimento, é importante que um profissional avalie periodicamente a dieta ingerida.

Cinco estudos envolvendo 3910 pessoas submetidas à reeducação alimentar que tiveram suas dietas avaliadas em intervalos regulares não mostraram benefícios desse cuidado. Quem entra voluntariamente num programa para perder peso, de modo geral, está minimamente disposto a mudar a dieta.

5. Aulas de educação física nas escolas contribuem para combater a obesidade infantil.

As aulas convencionais não produzem gasto energético suficiente e continuado para evitar a obesidade.

6. A amamentação protege contra a obesidade.

Um estudo conduzido com 13 mil crianças acompanhadas

por mais de seis anos não encontrou evidências de que crianças amamentadas no seio materno engordem menos.

7. A atividade sexual queima até trezentas calorias.

Nas fases de excitação e orgasmo, um homem de setenta quilos queima cerca de 3,5 calorias por minuto. Como a média de duração de uma relação sexual é de seis minutos, o total consumido seria de 21 calorias. Se estivesse no sofá assistindo à televisão, nesse período ele teria gasto sete calorias.

Agora, vamos aos fatos:

1. Embora fatores genéticos tenham papel importante na obesidade, hereditariedade não é destino.

2. Mudanças no estilo de vida são mais eficazes do que os remédios para emagrecer.

3. Dietas ajudam a perder peso, mas não é fácil mantê-las por longos períodos.

4. Independentemente do emagrecimento, qualquer aumento da atividade física faz bem para o organismo.

5. Manter no dia a dia as mesmas condições que provocaram perda de peso colabora para a manutenção da perda.

6. Crianças obesas se beneficiam de programas que envolvem a família inteira.

7. A substituição de refeições por produtos dietéticos com baixo teor calórico colabora para a perda de peso.

8. Alguns medicamentos ajudam a perder peso e a mantê-lo mais baixo, mas apenas enquanto estão sendo utilizados.

9. Em casos selecionados, a cirurgia bariátrica provoca emagrecimento duradouro, reduz a incidência de diabetes e a mortalidade.

PARA UMA VIDA SAUDÁVEL

1

Ai, que preguiça

O corpo humano é uma máquina desenhada para o movimento.

É dotado de dobradiças, músculos que formam alavancas capazes de deslocar o esqueleto em qualquer direção, ossos resistentes, ligamentos elásticos que amortecem choques e sistemas de alta complexidade para mobilizar energia, consumir oxigênio e manter a temperatura interna constante.

Em 6 milhões de anos, a seleção natural se encarregou de eliminar os portadores de características genéticas que dificultavam a movimentação necessária para ir atrás de alimentos, construir abrigos e fugir de predadores.

Se o corpo humano fosse projetado para os usos de hoje, para que pernas tão compridas e braços tão longos? Se é só para ir de um assento a outro, elas poderiam ter metade do comprimento. Se os braços servem apenas para alcançar o teclado do computador, para que antebraços? Seríamos anões de membros atrofiados, mas com um traseiro enorme, acolchoado, para nos dar conforto nas cadeiras.

A possibilidade de ganharmos a vida sem andar é aquisição dos últimos cinquenta anos. A disponibilidade de alimentos de qualidade acessíveis a grandes massas populacionais, mais recente ainda. A mesa farta e as comodidades em que viviam os nobres da

Antiguidade estão hoje ao alcance da classe média, em condições de higiene bem superiores.

Para quem já morou em cavernas, a adaptação a um meio com vacinas, saneamento básico, antibióticos, alimentação rica em nutrientes e tecnologia para fazer chegar a nossas mãos tudo de que necessitamos foi imediata. Em boa parte dos países a expectativa de vida atingiu setenta anos, privilégio de poucos no tempo de nossos avós.

Os efeitos adversos desse estilo de vida, no entanto, não demoraram para surgir: sedentarismo, obesidade e seu cortejo nefasto: complicações cardiovasculares, diabetes, câncer, degenerações neurológicas, doenças reumáticas e muitas outras.

Se todos reconhecem que a atividade física faz bem para o organismo, por que ninguém se exercita com regularidade?

Por uma razão simples: descontadas as brincadeiras da infância, fase de aprendizado, nenhum animal desperdiça energia. Só o fazem atrás de alimento, sexo ou para escapar de predadores. Satisfeitas as três necessidades, permanecem em repouso até que uma delas volte a ser premente.

Vá ao zoológico. Você verá uma onça dando um pique para manter a forma? Um chimpanzé — com quem compartilhamos 99% de nossos genes — correndo para perder a barriga?

É tão difícil abandonar a vida sedentária porque malbaratar energia vai contra a natureza humana. Os planos para andar, correr ou ir à academia naufragam no dia seguinte sob o peso dos 6 milhões de anos de evolução, que desaba sobre nossos ombros.

Quando você ouvir alguém dizendo que pula da cama louco de disposição para o exercício, pode ter certeza: é mentira. Essa vontade pode nos visitar num sítio ou na praia com os amigos, na rotina diária jamais.

Digo por experiência própria. Há vinte anos corro maratonas, provas de 42 quilômetros que me obrigam a levantar às cinco e meia da manhã para treinar. Tenho tanta confiança na integridade de meu caráter que fiz um trato comigo mesmo: ao acordar, só posso desistir de correr depois de vestir calção, camiseta e calçar o tênis.

Se me permitir tomar essa decisão deitado na cama, cada manhã terei uma desculpa. Não há limite para as justificativas que a preguiça é capaz de inventar nessa hora.

Ao contrário do que os treinadores preconizam, não faço alongamento antes, já saio correndo, única maneira de resistir ao ímpeto de voltar para a cama. O primeiro quilômetro é dominado por um pensamento recorrente: "Não há o que justifique um homem passar pelo que estou passando".

Vencido esse martírio inicial, a corrida se torna suportável. Boa mesmo, só fica quando acaba. Nessa hora, a circulação inundada de endorfinas traz uma sensação de paz celestial, um barato igual ao de drogas que nunca experimentei.

Por isso, caro leitor, se você está à espera da chegada da disposição física para sair da vagabundagem, tire o cavalo da chuva: ela não virá. Praticar exercícios com regularidade exige disciplina militar, a mesma que você tem na hora de ir para o trabalho.

Ai, que preguiça.

Estilo de vida e câncer

Câncer é a segunda causa de morte no Brasil.

Estudos clássicos mostraram que alguns fatores ligados ao estilo de vida aumentariam o risco de desenvolver a doença. Os principais seriam fumo, abuso de álcool, obesidade e vida sedentária.

Um trabalho publicado na revista *Science* em 2015, no entanto, encontrou correlações significativas entre o número de divisões sucessivas das células-tronco (pluripotentes, que dão origem às demais) de determinado tecido e a probabilidade de câncer nesse tecido.

Os autores concluíram que apenas um terço das variações de risco de câncer entre os tecidos do corpo humano seria atribuível a fatores ambientais ou predisposições hereditárias. Dois terços dos casos teriam origem nas mutações ao acaso, durante as divisões das células-tronco, hipótese que ficou conhecida como "má sorte".

Essa hipótese foi amplamente noticiada na imprensa mundial, criando confusão em meio ao público. Embora os epidemiologistas argumentassem que fatores externos poderiam promover defeitos no DNA compatíveis com a transformação de uma célula normal em maligna, não foram apresentados estudos novos que contradissessem a falta de sorte.

Finalmente, acaba de ser publicado na revista *JAMA* um levantamento para esclarecer essa questão. M. Song e E. Giovanucci, da Universidade Harvard, realizaram um inquérito epidemiológico que envolveu números robustos: 89 571 mulheres e 46 339 homens.

As mulheres selecionadas fazem parte do *Nurses' Health Study*, coorte formada por mais de 120 mil enfermeiras acompanhadas desde os anos 1970. Os homens vieram do *Health Professional Follow-up Study*, coorte com mais de 50 mil profissionais da área de saúde, seguidos desde os anos 1980.

A cada dois anos, mulheres e homens responderam questionários sobre o estilo de vida, dieta e os problemas de saúde ocorridos no período.

Os participantes foram divididos em dois grupos: "baixo risco" e "alto risco".

Para pertencer ao primeiro grupo houve exigência de quatro condições: 1) nunca haver fumado ou ter fumado até dez cigarros por dia, no máximo por dez anos (ou vinte por dia, no máximo cinco anos); 2) abstinência de álcool ou beber no máximo dois drinques por dia no caso dos homens, e um drinque no das mulheres; 3) índice de massa corpórea (IMC = peso/altura $\times$ altura) entre 18,5 e 27,5; 4) atividade aeróbica de pelo menos 150 minutos de exercícios leves por semana (caminhadas, por exemplo) ou pelo menos 75 minutos semanais de exercícios vigorosos (correr, por exemplo).

Bastou deixar de cumprir um desses requisitos para ser enquadrado no grupo de "alto risco". Caíram no grupo de "baixo risco" cerca de 16 mil mulheres e 11 mil homens.

Os autores avaliaram a incidência e a mortalidade causada pelos carcinomas responsáveis por cerca de 90% das mortes por câncer. Foram excluídos os cânceres de pele, cérebro, leucemias, linfomas e os carcinomas de próstata de baixa agressividade.

Para poupá-lo da pletora de dados estatísticos, leitor, vou resumir as conclusões mais relevantes:

1. Comparadas às mulheres de "alto risco", nas de "baixo risco" a incidência de câncer foi 25% menor. Nos homens de "baixo risco", a redução foi de 33%.

2. A mortalidade pelos tipos de câncer mencionados foi menor nas mulheres e homens de "baixo risco": 48% e 44%, respectivamente.

3. Comparados com a população geral dos Estados Unidos, mulheres e homens de "baixo risco" tiveram respectivamente 41% e 63% menos casos de câncer.

Embora erros na replicação do DNA possam contribuir para as variações da incidência de tumores malignos entre os diversos tecidos, eles não justificam as diferenças dos índices em tecidos cujas células-tronco apresentam números similares de divisões.

Não explicam, ainda, o aumento rápido dos casos de câncer em países de renda baixa ou intermediária, observado à medida que a população adota estilos de vida menos saudáveis.

Os dados obtidos pelos pesquisadores de Harvard dão força ao argumento de que grande parte dos tumores malignos são evitáveis e podem ser prevenidos pela adoção de medidas altamente eficazes, como não fumar, não engordar excessivamente, ter uma alimentação rica em vegetais e andar míseros trinta minutos, pelo menos cinco vezes por semana.

A arte de envelhecer

Achei que estava bem na foto. Magro, olhar vivo, rindo com os amigos na praia. Quase não havia cabelos brancos entre os poucos que sobreviviam. Comparada ao homem de hoje, era a fotografia de um jovem.

Tinha cinquenta anos naquela época, entretanto, idade em que me considerava bem distante da juventude. Se me for dado o privilégio de chegar aos noventa em pleno domínio da razão, é possível que uma imagem de agora me cause impressão semelhante.

O envelhecimento é sombra que nos acompanha desde a concepção: o feto de seis meses é muito mais velho do que o embrião de cinco dias.

Lidar com a inexorabilidade desse processo exige uma habilidade na qual somos inigualáveis: a adaptação. Não há animal capaz de criar soluções diante da adversidade como nós, de sobreviver em nichos ecológicos que vão do calor tropical às geleiras do Ártico.

Da mesma forma que ensaiamos os primeiros passos por imitação, temos que aprender a ser adolescentes, adultos e a ficar cada vez mais velhos.

A adolescência é um fenômeno moderno. Nossos ancestrais passavam da infância à vida adulta sem estágios intermediários.

Nas comunidades agrárias, o menino de sete anos trabalhava na roça e as meninas cuidavam dos afazeres domésticos antes de chegar a essa idade.

A figura do adolescente que mora com os pais até os trinta anos, sem abrir mão do direito de reclamar da comida à mesa e da camisa mal passada, surgiu nas sociedades industrializadas depois da Segunda Guerra Mundial. Bem mais cedo, nossos avós tinham filhos para criar.

A exaltação da juventude como o período áureo da existência humana é um mito das sociedades ocidentais. Confinar aos jovens a publicidade dos bens de consumo, exaltar a estética, os costumes e os padrões de comportamento característicos dessa faixa etária tem o efeito perverso de insinuar que o declínio começa assim que essa fase se aproxima do fim.

A ideia de envelhecer aflige mulheres e homens modernos, muito mais do que afligia nossos antepassados. Sócrates tomou cicuta aos setenta anos, Cícero foi assassinado aos 63, Matusalém sabe-se lá quantos anos teve, mas seus contemporâneos gregos, romanos ou judeus viviam em média trinta anos. No início do século xx, a expectativa de vida ao nascer, nos países da Europa mais desenvolvida, não passava dos quarenta anos.

A mortalidade infantil era altíssima, epidemias de peste negra, varíola, malária, febre amarela, gripe e tuberculose dizimavam populações inteiras. Nossos ancestrais viveram num mundo devastado por guerras, enfermidades infecciosas, escravidão, dores sem analgesia e a onipresença da mais temível das criaturas. Que sentido haveria em pensar na velhice, quando a probabilidade de morrer jovem era tão alta? Seria como hoje preocupar-nos com a vida aos cem anos de idade, que pouquíssimos conhecerão.

Os que estão vivos agora têm boa chance de passar dos oitenta. Se assim for, é preciso sabedoria para aceitar que nossos atributos se modificam com o passar dos anos. Que nenhuma cirurgia devolverá, aos sessenta, o rosto que tínhamos aos dezoito, mas que envelhecer não é sinônimo de decadência física para aqueles que se movimentam, não fumam, comem com parcimônia, exercitam a cognição e continuam atentos às transformações do mundo.

Considerar a vida um vale de lágrimas no qual submergimos de corpo e alma ao deixar a juventude é torná-la experiência medíocre. Julgar, aos oitenta anos, que os melhores foram aqueles dos quinze aos 25 é não levar em conta que a memória é editora autoritária, capaz de suprimir por conta própria as experiências traumáticas e relegar ao esquecimento as inseguranças, medos, desilusões afetivas, riscos desnecessários e as burradas que fizemos nessa época.

Nada mais ofensivo para o velho do que dizer que ele tem "cabeça de jovem". É considerá-lo mais inadequado do que o rapaz de vinte anos que se comporta como criança de dez.

Ainda que maldigamos o envelhecimento, é ele que nos traz a aceitação das ambiguidades, das diferenças, do contraditório e abre espaço para uma diversidade de experiências com as quais nem sonhávamos anteriormente.

Teste de longevidade

Vai começar o primeiro teste de uma droga para aumentar a longevidade.

Em 2003, o National Institute on Aging (NIA), dos Estados Unidos, inaugurou um programa de experimentos em animais com o objetivo de avaliar a possibilidade de retardar o envelhecimento.

Entre os tratamentos que não demonstraram eficácia, ficaram o óleo de peixe, os extratos do chá verde e da curcumina e o resveratrol, presente no vinho tinto.

Nos camundongos, cinco compostos mostraram efeitos positivos: ácido acetilsalicílico, 17-alfaestradiol (forma de estrogênio), acarbose (usada contra o diabetes), ácido nordi-hidroguaiarético (retirado de uma planta) e rapamicina (usada como imunodepressora nos transplantes de órgãos).

A maior atividade foi encontrada na rapamicina, que não apenas aumentou a duração da vida dos animais, como também o tempo que levaram para desenvolver complicações de saúde.

O grupo de Nir Barzilai, que conduz um inquérito com mulheres e homens centenários no Albert Einstein College of Medicine, em Nova York, escolheu avaliar a atividade da metformina.

A droga não estava entre aquelas com resultados mais contundentes em animais, mas tem histórico promissor na experiência clínica, custo baixo e efeitos colaterais bem conhecidos, já que é empregada no controle do diabetes desde os anos 1960.

A intenção é testá-la em 3 mil pessoas entre 65 e 79 anos de idade, que serão acompanhadas durante cinco anos. A metade delas receberá metformina, enquanto a outra tomará comprimidos idênticos, porém inertes (placebo).

As dificuldades com esse tipo de avaliação são enormes. A maior delas consiste em encontrar marcadores confiáveis para estimar a longevidade, sem aguardar décadas até a morte de participantes em números estatisticamente significativos.

Barzilai e seus colegas propuseram uma estratégia nova ao FDA, a agência americana que fiscaliza medicamentos e alimentos: verificar se a administração continuada de metformina é capaz de retardar o aparecimento de enfermidades, cujas incidências aumentam dramaticamente com a passagem dos anos e encurtam a duração da vida, como é o caso de hipertensão, diabetes, doença cardiovascular, câncer, Alzheimer e outras.

Há indícios de que a metformina seja dotada dessa capacidade protetora. Em 1998, um relato do United Kingdom Prospective Diabetes Study Group concluiu que, além de reduzir em 32% a incidência das complicações do diabetes (incluindo morte), ela diminuiu os riscos de ataques cardíacos e derrames cerebrais.

Em outro estudo, conduzido pelo Diabetes Prevention Program, ocorreram efeitos similares: queda de 31% na probabilidade de diabetes em pessoas de meia-idade em situação de risco para desenvolver a doença.

Diversos inquéritos epidemiológicos sugerem que a administração continuada de metformina faz cair o risco de câncer e de morte e preserva as funções cognitivas por mais tempo. Pesquisadores britânicos relataram, em 2014, que a análise retrospectiva de 78 mil adultos na faixa dos sessenta anos de idade revelou que aqueles tratados com a droga viveram, em média, mais tempo do que uma população comparável de pessoas saudáveis.

Esses trabalhos, todavia, não constituem prova definitiva de que a metformina consiga adiar o aparecimento de enfermidades em que o principal fator de risco é o número de anos vividos. Nenhum deles identificou os mecanismos pelos quais o medicamento teria essa propriedade, embora saibamos que, além de controlar as taxas de açúcar no sangue, ele interfere com diversas reações moleculares envolvidas no crescimento celular, nas inflamações e no metabolismo.

Jay Olshansky, da Universidade de Illinois, estima que, se houver retardo no envelhecimento, ainda que modesto, a expectativa de vida dos participantes poderá aumentar em média 2,2 anos.

O mérito desse estudo é propor, pela primeira vez, a avaliação do impacto de um medicamento na longevidade, por meio da prevenção ou do retardo na instalação de doenças em que a idade é o principal fator de risco.

Num dia nascemos, noutro morremos, no intervalo ficamos mais velhos a cada dia vivido. Envelhecer não é sinônimo de adoecer.

Reposição de testosterona

A internet está repleta de exaltações aos benefícios da reposição de testosterona.

Os níveis de testosterona diminuem com a idade. Calcula-se que, a partir dos vinte anos, a queda seja de 1% a 2% ao ano.

Os sinais e sintomas atribuídos à baixa produção (hipogonadismo) não são específicos: aumento da gordura corpórea, diminuição da massa muscular, da densidade óssea, da libido, da vitalidade e da sensação de bem-estar. Embora a função erétil também seja afetada, ela se acha preservada até que as concentrações estejam muito baixas.

Na maioria dos laboratórios, os níveis normais estão entre 300 ng/dL e 900 ng/dL. O diagnóstico de hipogonadismo não deve ser baseado num único exame; há obrigatoriedade de duas medições efetuadas pela manhã.

Quando o resultado estiver um pouco abaixo da faixa da normalidade, o diagnóstico deve ser confirmado pela dosagem de testosterona livre e de outros hormônios.

Os especialistas estão de acordo com esses conceitos, as discordâncias dizem respeito às indicações da reposição:

1. Os defensores admitem que faltam dados de boa qualidade para avaliar a relação custo/benefício, mas argumentam que o hipogonadismo está relacionado com outros agravos: diabetes tipo 2, doença cardiovascular e síndrome metabólica.

Reconhecem que, em alguns estudos, a reposição aumentou o risco cardiovascular, mas que essa associação não foi confirmada.

Afirmam que o risco de câncer de próstata não está comprovado, e que pode ser minimizado com a adoção de critérios que contraindiquem a reposição em homens com PSA > 4 ng/dL (ou > 3 ng/dL, se forem negros ou tiverem parentes de primeiro grau com câncer de próstata), nódulos prostáticos palpáveis ou próstatas muito aumentadas.

2. O segundo grupo é formado pelos que limitam a indicação apenas aos casos com níveis de testosterona muito baixos.

Para eles, a reposição pode melhorar a sensação de bem-estar, a força muscular, a densidade óssea e a libido, mas os efeitos estão diretamente relacionados com o grau de deficiência. Em homens com níveis pouco abaixo da normalidade, o aumento da concentração sanguínea de testosterona traz benefícios tão pequenos que não compensam os riscos, os custos e os inconvenientes do tratamento.

3. Os conciliadores partem do princípio de que existem controvérsias em relação às doenças cardiovasculares, e que o risco de câncer de próstata parece ser mínimo ou inexistente (embora os dados sejam limitados), especialmente quando o PSA é controlado.

Propõem modificações no estilo de vida, porque a obesidade contribui para reduzir a produção de testosterona. Recomendam que a reposição fique limitada aos homens com diagnóstico laboratorial preciso, sinais e sintomas claros de hipogonadismo.

Nesses casos, as doses de testosterona devem ser pequenas, suficientes apenas para manter as concentrações na faixa intermediária da normalidade. Depois de seis meses, se a melhora não for evidente, não há justificativa para insistir no tratamento.

A depressão e os músculos

Que a prática de exercícios está associada à sensação de bem-estar, todos reconhecem. Nem por isso nos sentimos motivados a incorporá-los à vida cotidiana, prática que exige esforço e disciplina.

Depois de caminhar, correr, nadar ou pedalar, entramos num estado de paz e tranquilidade mental, quase inacessível nos dias sedentários. Com os músculos exaustos, ficamos mais relaxados, otimistas e autoconfiantes.

Embora essas sensações sejam conhecidas por qualquer pessoa que se disponha a caminhar alguns quilômetros, o mecanismo pelo qual a atividade física exerce influência sobre o cérebro, a ponto de alterar o humor e o estado de espírito, é mal conhecido.

Um estudo recente publicado na revista *Cell*, por L. Agudelo e colaboradores do Instituto Karolinska, sugere que um metabólito do aminoácido triptofano (essencial para a produção de vitamina B3) esteja envolvido nesse mecanismo. Esse metabólito é a quinurenina.

A quinurenina e seus metabólitos (compostos resultantes de sua decomposição) participam de funções biológicas essenciais à sobrevivência, como a dilatação dos vasos sanguíneos durante os processos inflamatórios e a organização da resposta imunológica.

Sabemos, há algum tempo, que o aumento da produção de

quinurenina pode precipitar sintomas depressivos. Seus meta-bólitos estão associados a deficiências cognitivas, encefalopatias, esclerose múltipla, aos tiques, ao metabolismo das gorduras, à demência pelo HIV e outros distúrbios psiquiátricos.

O cortisol e outros hormônios liberados durante o estresse e certos mediadores, que participam dos processos inflamató-rios, ativam enzimas responsáveis pela síntese de quinurenina, aumentando sua produção, seus níveis na corrente sanguínea e a presença no cérebro.

Ao entrar no cérebro, a quinurenina é convertida em meta-bólitos que promovem estresse celular e interferem no compor-tamento.

Quando o estresse é acompanhado por exercícios físicos, as sucessivas contrações da musculatura promovem uma cascata de reações bioquímicas que levam ao aumento da produção de de-terminadas enzimas (KATs), que se encarregam de transformar quinurenina em ácido quinurênico.

Ao contrário do composto que lhe deu origem, o ácido quinu-rênico é incapaz de penetrar a barreira que separa o sangue peri-férico do líquor, o líquido que banha o sistema nervoso central. Dessa forma, o cérebro fica menos exposto aos efeitos depressivos da quinurenina, portanto mais resistente ao estresse.

Por essas razões, a atividade física deve ser incorporada às es-tratégias de prevenção e tratamento dos distúrbios relacionados com o estresse, como é o caso das depressões.

O conhecimento desses mecanismos abre a possibilidade de desenvolver drogas que interfiram com os mediadores produzidos durante as contrações musculares, capazes de reduzir a quantida-de de quinurenina na circulação sanguínea.

Colher os benefícios da atividade física tomando comprimi-dos, sem sair da poltrona, é o sonho de todo sedentário.

O PACIENTE E A
PRÁTICA MÉDICA

Aderência ao tratamento

Tomar remédio todo dia, durante anos, não é tarefa corriqueira. Damos o nome de aderência à assiduidade com a qual seguimos as recomendações médicas.

Ela é mais alta nas doenças agudas, sintomáticas. Um doente com pneumonia e falta de ar faz repouso e toma sete dias de antibiótico nos horários recomendados. Difícil é manter os esquemas contra a tuberculose, que duram seis meses, ou contra aids, hipertensão, diabetes e doenças cardiovasculares, que devem continuar pela vida inteira.

Nas enfermidades crônicas, mesmo em ensaios clínicos internacionais que incluem participantes selecionados e acompanhados de perto, as meta-análises demonstram que a aderência varia entre 43% e 78%.

No Brasil, ocorrem cerca de 300 mil mortes anuais por doença cardiovascular, o equivalente a um óbito a cada dois minutos. Nas últimas décadas, surgiram betabloqueadores, antiagregantes plaquetários, estatinas e outros medicamentos capazes de reduzir o risco de ataques cardíacos, derrames cerebrais e óbitos, tanto em pessoas com risco elevado de apresentar tais complicações (prevenção primária), como naqueles que já as enfrentaram (prevenção secundária).

Um estudo sobre prevenção secundária conduzido com 4761 pacientes, que receberam prescrição de uma dessas drogas, mostrou que depois de um ano apenas 809 (17%) permaneciam em tratamento. Em outro estudo semelhante, o seguimento de 8864 pacientes durante um ano revelou que 88% abandonaram a medicação.

As causas para a interrupção são multifatoriais: custo, efeitos indesejáveis, dificuldade para marcar consultas, falta de informações sobre a finalidade da medicação e os riscos de interrompê-la, indisciplina, baixa escolaridade, negação e dificuldades no relacionamento médico-paciente.

Nós, médicos, contribuímos involuntariamente para esses índices de aderência: entregamos as receitas nas mãos de nossos doentes e imaginamos que eles as seguirão religiosamente, sem levarmos em conta as idiossincrasias individuais.

Um hipertenso mal informado dos riscos de viver com pressão alta e da necessidade de medi-la e controlá-la dificilmente tomará com regularidade as drogas prescritas. O sobrevivente de um ataque cardíaco precisa ser convencido de que, ao lado da atividade física e da dieta equilibrada, a medicação pode evitar que aconteça outro.

Se, nas condições de trabalho que o sistema público e os planos de saúde impõem à prática de hoje, o tempo de cada consulta é insuficiente para explicações mais detalhadas, precisamos de pessoas que nos ajudem. Quem são elas? Os familiares do doente e as enfermeiras, profissionais subutilizadas no Brasil.

A experiência mostra que contatos periódicos por telefone, SMS, e-mail ou WhatsApp aumentam significativamente a aderência. Equipes de enfermagem podem realizar esse trabalho com muito mais eficiência do que nós.

De que adianta basearmos nossa prática nas melhores evidências científicas, se nossos pacientes não levarem a sério as mudanças no estilo de vida que lhes recomendamos nem tomarem os remédios receitados?

Bomba-relógio

A medicina de hoje custa os olhos da cara. Na contramão de outros ramos da atividade econômica, na assistência médica, a produção em escala e a incorporação de novas tecnologias encarecem o produto final.

Até os anos 1960, os medicamentos eram relativamente baratos e dispúnhamos de poucos recursos laboratoriais. Os exames de imagem ficavam praticamente restritos ao eletrocardiograma e ao raio X simples ou contrastado.

Nos últimos cinquenta anos, surgiram exames que nos permitem analisar detalhes da fisiopatologia humana e das características dos germes que nos atacam. Ao mesmo tempo, a automatização e a informática possibilitaram acesso aos resultados das análises de sangue e de outros líquidos corporais, em algumas horas.

Ultrassons, tomografias computadorizadas, ressonâncias magnéticas, PET-CTS, cintilografias, endoscopias, cateterismos e outras tecnologias que fornecem imagens anatômicas nítidas e dão ideia do funcionamento dos órgãos internos revolucionaram nossa capacidade de fazer diagnósticos e avaliar a eficácia dos tratamentos.

No mesmo período, a indústria farmacêutica soube aplicar os conhecimentos gerados na academia para desenvolver drogas e agentes biológicos de toxicidade baixa, capazes de curar infecções graves e controlar doenças crônicas por muitos anos.

Ao lado desses avanços técnicos, que tiveram enorme impacto na qualidade de vida e longevidade da população, estão os custos exorbitantes trazidos por eles.

Os 150 milhões de brasileiros que dependem exclusivamente do SUS convivem com a falta de recursos e os problemas crônicos de gerenciamento do sistema público. Os 50 milhões que pagam planos de saúde queixam-se das mensalidades e dos entraves burocráticos para marcar consultas, exames e internações.

A pobreza do SUS todos conhecem. O que poucos sabem é que a saúde suplementar trabalha com margens de lucro perigosas. Contabilizando os planos mais lucrativos e os deficitários, as operadoras têm em média 2% a 3% de lucratividade.

No Brasil, a faixa da população que mais cresce é a que está acima dos sessenta anos, justamente a que demanda os cuidados médicos mais dispendiosos, que o sistema público não tem condições de suportar e as operadoras não conseguem transferir para seus usuários sem levá-los à inadimplência.

Não é necessário pós-graduação na Getulio Vargas para constatar que, a persistirem os custos crescentes, nosso sistema de saúde ficará inviável: o SUS em crise permanente por falta de verbas, a saúde suplementar pelo risco de falência.

Não existe saída, senão a de deslocar o foco das políticas públicas da doença para a prevenção. É insano esperar que as pessoas adoeçam para então nos preocuparmos com elas.

Se 52% dos brasileiros estão com excesso de peso, metade das mulheres e homens com mais de cinquenta anos sofre de hipertensão, o diabetes se acha instalado em mais de 10% dos adultos e a dependência do fumo corrói em silêncio o organismo de quase 20 milhões, haveria outra alternativa?

A responsabilidade é de todos, inclusive dos médicos. Saem de nossos receituários as requisições de exames desnecessários, medicamentos caros e condutas que contradizem evidências científicas.

As faculdades de medicina têm de ensinar noções de economia e de gerenciamento. É um absurdo nababesco prescrevermos remédios e exames sem ter ideia de quanto custam.

O sistema de saúde brasileiro vai quebrar se não criarmos estímulos para que cada cidadão assuma a responsabilidade de cuidar do próprio corpo, conscientizarmos os médicos e a população de que exames desnecessários consomem recursos e trazem riscos, exigirmos que hospitais e centros de atendimento apresentem indicadores que permitam avaliar a qualidade e o custo/benefício dos serviços prestados, negociarmos com a indústria os preços abusivos de algumas drogas, próteses e equipamentos, e se não estabelecermos critérios rígidos para impedir que a judicialização errática de hoje se perpetue em benefício dos que podem contratar advogados.

Uma população sedentária que fuma, engorda e envelhece é uma bomba-relógio para um sistema de saúde perdulário e subfinanciado como o nosso.

Zika nas Américas

"A pandemia explosiva do vírus zika que ocorre nas Américas do Sul, Central e Caribe é uma das quatro doenças virais transmitidas por artrópodes a chegar inesperadamente no hemisfério ocidental."

Assim começa a revisão publicada pelo *The New England Journal of Medicine* sobre a doença causadora da tragédia das microcefalias.

A primeira das quatro epidemias citadas é a dengue, que se insinuou no hemisfério durante décadas, para atacar com mais vigor a partir dos anos 1990. A segunda, o vírus do Oeste do Nilo, emergiu para estes lados em 1999; o chikungunya, em 2013; e o zika, em 2015.

O vírus zika foi descoberto incidentalmente em 1947, num estudo sentinela com mosquitos e primatas, na floresta do mesmo nome, em Uganda. Permaneceu décadas confinado às regiões equatoriais da África e da Ásia, infectando macacos e mosquitos arbóreos e poucos seres humanos.

Há anos, pesquisadores africanos notaram que o padrão de disseminação do zika em macacos selvagens acompanhava o do chikungunya, entre os mesmos animais. Essa característica se repetiu em populações humanas a partir de 2013.

Dengue, chikungunya e zika são transmitidos principalmente pelo *Aedes aegypti*, o mesmo das epidemias devastadoras de febre amarela, no passado. Esses mosquitos emergiram em aldeias do norte da África há milênios, em épocas de seca, quando os habitantes precisavam armazenar água. A adaptação ao convívio doméstico possibilitou a transmissão para o homem e, mais tarde, a disseminação para as Américas e Europa pelo tráfico de escravos.

Os sintomas da infecção pelo zika são inaparentes ou semelhantes aos da dengue atenuada: febre baixa, dores musculares e nos olhos, prostração e vermelhidão na pele. Em mais de sessenta anos de observação, não foram descritos casos de febre hemorrágica ou morte.

Não haveria gravidade, não fossem os 73 casos de problemas motores relacionados à síndrome de Guillain-Barré, descritos originalmente na Polinésia Francesa, e a epidemia de microcefalias identificada rapidamente em Pernambuco.

Ainda não há testes laboratoriais rotineiros para a identificação dos casos de zika. Quando circulam ao mesmo tempo infecções por dengue e chikungunya, o diagnóstico diferencial ganha importância, especialmente em grávidas e na identificação precoce dos casos de dengue hemorrágica, responsáveis pelas mortes associadas a ela.

Não existem vacinas contra o zika, embora algumas plataformas possam ser adaptadas em pouco tempo. No entanto, como os casos surgem de forma esporádica e imprevisível, vacinar populações inteiras pode ser proibitivo pelos custos e pela inutilidade de imunizar milhões de pessoas em regiões poupadas pelo vírus.

Além de combater os focos do mosquito transmissor, à população restam os recursos que já demonstraram eficácia: repelentes, telas nas janelas, ar-condicionado para os que dispõem do equipamento e adiar a gravidez nas regiões assoladas pelo vírus.

A hora de nascer

Quem decide a hora do parto é um mistério que começa a ser desvendado.

Há décadas, os estudiosos procuram entender o mecanismo desencadeante das contrações uterinas que expulsam o feto, depois de nove meses de acolhimento e proteção.

Os estudos em outros mamíferos sempre apresentaram resultados conflitantes, aparentemente inconciliáveis com os dos seres humanos. Não faz sentido imaginar que um fenômeno tão essencial à reprodução das espécies fosse criado especialmente para o homem, em desacordo com os princípios mais elementares da evolução darwiniana.

Nos últimos anos, finalmente, começamos a chegar a um consenso: o processo que desencadeia o parto é de natureza inflamatória, modulado e influenciado por eventos endócrinos de origem materna, fetal e placentária.

Em 1998, Lo Y. e colaboradores detectaram a presença de DNA fetal livre no sangue materno, em concentrações que podem corresponder de 3,4% a 6,2% de todo o DNA livre existente na circulação da gestante. Curiosamente, essas concentrações aumentavam muito no final da gravidez.

Esse DNA fetal que circula com liberdade pela corrente sanguínea da mãe vem de células da placenta (trofoblastos), que morrem espontaneamente ou necrosam.

Outros estudos confirmaram que a quantidade desse DNA fetal circulante chega a aumentar doze vezes no decorrer da gestação, atingindo o pico nas proximidades do parto.

Mulheres que dão à luz prematuros apresentam níveis sanguíneos de DNA fetal livre cerca de duas vezes mais elevados do que as demais. Em conformidade, o risco de prematuridade é maior entre as gestantes com níveis mais altos de DNA fetal livre.

Nas gestações de gêmeos, esses níveis são 30% mais altos, aumento que provavelmente explica a duração mais curta das gravidezes com múltiplos fetos.

Como era de esperar, a existência de DNA fetal livre na circulação materna não é exclusividade humana: tem sido documentada em camundongos, cavalos, vacas, ovelhas e em primatas, como nós.

Estudos anteriores haviam demonstrado que o parto espontâneo é mediado pela ativação de mecanismos inflamatórios que conduzem à liberação de citocinas, que atraem neutrófilos e macrófagos (proteínas e glóbulos brancos envolvidos na resposta imunológica) para o útero grávido, e à ativação de proteínas capazes de desencadear as contrações uterinas.

Essa cadeia de acontecimentos conduz ao amadurecimento do colo do útero, à ruptura das membranas amnióticas e às contrações rítmicas. O que faltava explicar era o mecanismo responsável por disparar esse conjunto de ações.

Os resultados dos estudos aqui discutidos permitem supor que concentrações crescentes de DNA fetal livre, liberado durante o processo de amadurecimento e senescência da placenta, atingem o pico no fim da gestação, estimulam o sistema imunológico inato através da ativação de receptores existentes nas células envolvidas na resposta imune e desencadeiam contrações uterinas expulsivas.

Como não podia deixar de ser, esse mecanismo é comum a todos os mamíferos.

Crianças hipertensas

A prevalência de pressão alta em crianças e adolescentes cresce na esteira da epidemia de obesidade infantil, no mundo todo.

Nesses grupos etários, os critérios para o diagnóstico costumam basear-se em tabelas obtidas a partir dos níveis de pressão apresentados por milhares de crianças e adolescentes.

Consideramos hipertensão quando uma criança apresenta pressão máxima (sistólica) ou mínima (diastólica) acima de 95% das outras do mesmo sexo, idade e altura. Quando esses níveis caem na faixa dos 90% a 95% mais altos, classificamos como pré-hipertensão.

Para o diagnóstico, a pressão deve ser confirmada pela média de três medições consecutivas, com aparelho adequado ao tamanho da criança e em obediência à melhor técnica (criança em repouso, pernas descruzadas, sentada, com o manômetro insuflado no braço posicionado à altura do coração etc.).

Esses cuidados são exigidos para evitar exames desnecessários e condutas equivocadas. Um estudo publicado em 2012 no *Journal of Clinical Hipertension*, com crianças encaminhadas para clínicas especializadas, revelou que, em 30% a 40% delas, a elevação da pressão era provocada pela chamada "síndrome do avental branco", segundo a qual a subida acontece por desequilíbrio autonômico causado pela intimidação que a figura do médico traz.

Um inquérito populacional publicado em 2013, na revista *Pediatrics*, comparou os níveis de pressão arterial em crianças e adolescentes de diversos países. A prevalência de hipertensão foi de 17,3% no Brasil, 12,3% a 15,1% na Grécia e 13,8% nos Estados Unidos, por exemplo.

É importante identificar precocemente esses casos, para evitar complicações futuras. Estudos mostram que 40% dos adolescentes recém-diagnosticados como hipertensos já apresentam hipertrofia do ventrículo esquerdo, alteração associada ao desenvolvimento de insuficiência cardíaca.

Aumento da mortalidade, insuficiência cardíaca prematura, endurecimento das artérias e doença coronariana em adultos com menos de 55 anos de idade têm sido atribuídos a níveis elevados de pressão desde a infância e adolescência.

O tratamento da pressão alta dependerá das causas. Se não existirem razões orgânicas que a justifiquem, o primeiro passo é iniciar programas de exercícios aeróbicos, dietas balanceadas (mais frutas e verduras, menos gorduras e carboidratos) e redução de sal.

Os resultados são claros: perdeu peso, a pressão cai; ganhou, a pressão sobe.

Quando a hipertensão persiste, está indicado o tratamento farmacológico com as mesmas drogas empregadas no caso dos adultos. Como não existe consenso em relação à melhor terapia inicial, agentes de diversas classes são considerados opções razoáveis.

Manter crianças e adolescentes em dietas restritivas e cobrar deles a disciplina necessária para aderir à prescrição de medicamentos de uso diário não é tarefa corriqueira.

Corações e aspirinas

O ácido acetilsalicílico é um medicamento antigo e eficaz.

Considerado o documento mais completo da medicina egípcia, o Papiro de Ebers, escrito em 1534 a.C., já descrevia um tônico para controlar os sintomas da malária, preparado com a casca de uma árvore — a salix, conhecida entre nós como salgueiro.

O tônico da salix foi uma panaceia receitada durante séculos para abaixar a febre e aliviar dores nas juntas e em outras partes do corpo. A partir dos anos 200, por meio do comércio e das expedições militares, seu uso se espalhou pelo mundo civilizado.

Em 1894, o químico Felix Hoffman, contratado pela Bayer, conseguiu sintetizar o ácido acetilsalicílico, patenteado com o nome de aspirina.

Embora aceito universalmente como antitérmico e anti-inflamatório, seu mecanismo de ação só se tornou conhecido a partir dos anos 1970. Nessa época, foi identificada outra de suas propriedades: a de inibir a agregação das plaquetas.

Graças a essa atividade surpreendente, ele passou a ser indicado na prevenção de doenças cardiovasculares.

Nos anos 1990, dezenas de ensaios com milhares de pacientes demonstraram que administrar doses baixas de ácido acetilsalicílico, depois de derrames cerebrais ou ataques cardíacos, reduz o risco de um segundo episódio (prevenção secundária).

Por analogia, os médicos começaram a receitá-lo para pessoas que nunca tiveram doenças cardiovasculares, para diminuir o risco de desenvolvê-las (prevenção primária).

A agência americana que regula alimentos e medicamentos (FDA — Food and Drug Administration) emitiu o seguinte parecer a respeito da prevenção primária: "Depois de exame cuidadoso dos grandes estudos, o FDA concluiu que os dados científicos não justificam o emprego de aspirina como medicação preventiva em pessoas que nunca tiveram ataque cardíaco, derrame cerebral ou outros problemas cardiovasculares, uso conhecido como prevenção primária".

E acrescentou: "O benefício não está estabelecido, mas os riscos — como hemorragias gástricas e cerebrais — são evidentes".

Para que os termos prevenção primária e secundária não provoquem confusões, é importante deixar claro que a contraindicação do ácido acetilsalicílico para pessoas saudáveis fica restrita apenas às que nunca apresentaram doenças cardiovasculares.

Aquelas que já tiveram infarto do miocárdio, acidente vascular cerebral ou obstruções arteriais devem ser mantidas em regimes de doses baixas, diárias, para reduzir o risco de recidivas.

Ao lado da prevenção secundária, o ácido acetilsalicílico tem outra indicação importantíssima em cardiologia: quando administrado nas primeiras 24 horas depois de um infarto do miocárdio, reduz pela metade o risco de morte ou de ocorrer um segundo infarto.

Em caso de não haver médico por perto de alguém com dores no peito sugestivas de ataque cardíaco, não hesite: dois a três comprimidos de 100 mg de ácido acetilsalicílico, imediatamente. Só fará mal se a pessoa for alérgica.

Delírios do coração

Jacarés que sobem pelas paredes do quarto do alcoólatra em abstinência, monstros que atacam o doente em meio aos calafrios da malária são clássicos da medicina e do cinema. Nos tempos modernos, entretanto, os delírios invadiram as Unidades de Terapia Intensiva (UTIS). Em revisão publicada no *The New England Journal of Medicine*, David Jones, da Universidade Harvard, refere-se ao delírio como "a nova loucura do progresso da medicina".

As primeiras pesquisas sobre essas alterações transitórias da consciência, percepção, orientação e comportamento foram realizadas com pacientes submetidos à cirurgia cardíaca, campo desenvolvido a partir dos anos 1960, em paralelo com a criação das primeiras UTIS.

Em 1965, Donald Kornfeld publicou um dos primeiros estudos sobre o problema, no qual foram avaliados 99 adultos operados do coração. Na análise dos prontuários médicos, houve relatos de distorções da percepção e da orientação, paranoia e alucinações em 38% dos casos.

Ao entrevistar pessoalmente vinte pacientes, porém, Kornfeld verificou que 70% descreviam quadros compatíveis com delírios.

O acompanhamento de outros cem pacientes recém-operados, na Universidade Columbia, mostrou que os delírios se apresentavam de duas formas.

A primeira — diagnosticada em 9% deles — era consequência da chamada síndrome orgânica cerebral, caracterizada por desorientação, alterações de consciência e sinais neurológicos instalados já ao acordar da cirurgia.

Nesses casos, o delírio podia ser atribuído aos danos cerebrais causados pelas máquinas antigas de circulação extracorpórea — que liberavam microêmbolos capazes de obstruir os ramos terminais das artérias que nutrem o cérebro —, por flutuações da pressão arterial ou por distúrbios metabólicos.

A segunda — diagnosticada em 24% — envolvia os que acordavam da cirurgia, lúcidos, orientados e com a percepção intacta, mas dias mais tarde começavam a delirar. Nesses casos, o estado de consciência costumava voltar ao normal depois da alta da UTI. Como explicar?

O grupo de Columbia suspeitou que houvesse relação com o estresse vivido na UTI: cateteres de oxigênio, os fios e os sons repetitivos dos monitores, imobilização, sono interrompido, dor, mal-estar e os efeitos colaterais da sedação.

Avaliações psiquiátricas conduzidas pela equipe sugeriram que talvez existisse um tipo de personalidade de risco, para apresentar delírios nesse tipo de situação. Seriam pessoas com traços de agressividade, autoconfiança e dominância, em conflito com o papel passivo, restrito ao leito, na terapia intensiva.

Nem todos os autores aceitam que as UTIS sejam as culpadas, entretanto. Nos últimos vinte anos, as UTIS implementaram mudanças sucessivas para minimizar o estresse, melhorar a qualidade do sono e reduzir as intervenções intempestivas. Ainda assim, a prevalência de delírio continua excessivamente alta: até 90% em alguns estudos.

A conclusão é de que estamos diante de um fenômeno multifatorial de alta complexidade, ainda mal conhecido.

COMPORTAMENTO
E SAÚDE PÚBLICA

Idiotice masculina

Homens arriscam manobras mortais com frequência maior do que as mulheres.

Diversos estudos demonstraram maior presença masculina nas internações em unidades de pronto atendimento, por causa de ferimentos graves e traumatismos cranianos sofridos em práticas esportivas e colisões no tráfico.

Essa prevalência tem sido atribuída a fatores culturais e socioeconômicos. De fato, atividades esportivas que envolvem choques de maior impacto e o trabalho exercido em funções perigosas são mais comuns entre os homens.

Entretanto, diferenças de gênero em comportamentos de risco já ocorrem em crianças pequenas — meninos se machucam mais do que meninas —, pondo em dúvida a relevância dos fatores socioculturais.

Ben Ledren e colaboradores da Universidade Newcastle, no Reino Unido, estudaram a importância do gênero num tipo particular de risco: o idiótico, definido por eles como "o risco sem sentido, em que a recompensa aparente é insignificante ou não existente e as consequências, extremamente negativas e frequentemente fatais".

Os autores desenvolveram a "teoria do homem idiota" que

explicaria as diferenças encontradas nas salas de emergência dos hospitais e na mortalidade por acidentes. Para confirmá-la, analisaram os indicados ao "Darwin Award" dos últimos vinte anos.

O prêmio Darwin foi concebido para homenagear mulheres e homens descuidados que cometeram erros tão absurdos que lhes causaram esterilidade ou custaram suas vidas. Numa ou noutra circunstância, seus genes desapareceram do "pool" genético da humanidade, contribuindo decisivamente para que as novas gerações ficassem livres deles, no melhor estilo da seleção natural descrita pelo maior biólogo de todos os tempos.

Para receber o prêmio, os candidatos devem respeitar cinco pré-requisitos: 1) incapacidade de gerar novos descendentes, por esterilização ou morte; 2) cometer um erro estúpido que contraria a lógica e a razão; 3) autosseleção, isto é, provocar o desastre por iniciativa própria; 4) maturidade: a pessoa deve estar em pleno domínio das faculdades físicas e mentais; 5) veracidade: o evento esterilizador ou fatal precisa ficar comprovado.

Já receberam a honraria um caminhoneiro de Michigan que morreu ao consertar o caminhão em movimento na estrada, para identificar a origem de um barulho que o irritava. Dois holandeses que puseram a cabeça fora do ônibus para cantar, no exato instante em que o veículo entrava num túnel. O americano que apostou engolir um peixe vivo de doze centímetros e morreu sufocado. O italiano inventor de uma pistola disfarçada em forma de caneta, disparada contra a própria cabeça para demonstrar que funcionava. O assaltante da África do Sul que, ao pular a grade do zoológico para fugir dos policiais, caiu no cercado de um tigre. Um inglês morto em casa com uma facada dada por ele mesmo, para testar um casaco novo que considerava à prova de facas. O americano que introduziu 1,5 litro de álcool por via retal, para evitar o desconforto de engolir com a garganta inflamada. Um casal que fez roleta-russa com a arma apontada para os testículos do marido.

O primeiro brasileiro condecorado foi o padre que amarrou uma cadeira a mil balões de gás hélio, que o elevaram a 6 mil metros de altitude, antes de cair no mar. Segundo os organizadores, foi o primeiro Darwin duplo, uma vez que os padres católicos são celibatários.

No trabalho de Ben Lendrem publicado no *British Medical Journal*, foram avaliados os candidatos ao prêmio Darwin no período de 1995 a 2014. A análise revelou que 332 atenderam às exigências do Comitê Organizador. Destes, catorze foram compartilhados por um homem e uma mulher, geralmente casais aventureiros surpreendidos em posições comprometedoras. Dos 318 candidatos restantes, 282 (88,7%) pertenciam ao sexo masculino e 36 (11,3%) ao feminino. A diferença foi estatisticamente significante ($p < 0,0001$).

O abuso de álcool, envolvido em diversos eventos do prêmio Darwin, não pode ser avaliado por falta de dados.

Os resultados fortalecem a teoria. Os autores concluem que "os homens são mais idiotas, e idiotas fazem coisas estúpidas".

Dependência química

As drogas causadoras de dependência ativam o sistema de recompensa existente no cérebro.

Lícitas ou não, todas provocam aumento rápido na liberação de dopamina, neurotransmissor envolvido nas sensações de prazer. O prazer intenso dá origem ao aprendizado associativo (droga-prazer-droga), que constitui a base do condicionamento.

Com a repetição da experiência, os neurônios que liberam dopamina já começam a entrar em atividade ao reconhecer os estímulos ambientais e psicológicos vividos nos momentos que antecedem o uso da substância, fenômeno conhecido popularmente como fissura.

É por esse mecanismo que voltar aos locais em que a droga foi consumida, a presença de pessoas sob o efeito dela e o estado mental que predispõe ao uso pressionam o usuário para repetir a dose.

O condicionamento que leva à busca da droga fica tão enraizado nos circuitos cerebrais que pode causar surtos de fissura depois de longos períodos de abstinência. A pessoa deixa de ser usuária, mas a dependência persiste.

As recompensas naturais — como aquelas obtidas com alimentos saborosos e o sexo — também estão ligadas à dopamina, mas nesses casos a liberação é interrompida pela saciedade. As drogas psicoativas, ao contrário, armam curtos-circuitos que bloqueiam a saciedade natural e mantêm picos elevados de dopamina, até esgotar sua produção.

Por essa razão, comportamentos compulsivos por recompensas, como comida e sexo, são mais raros do que aqueles associados ao álcool, nicotina ou cocaína.

O condicionamento empobrece os pequenos prazeres cotidianos: encontrar um amigo, uma criança, a beleza da paisagem. No usuário crônico, os sistemas de recompensa e motivação são reorientados para os picos de dopamina, provocados pela droga e seus gatilhos antecipatórios.

Com o tempo, a repetição do uso torna os neurônios do sistema de recompensa cada vez mais insensíveis à ação farmacológica da droga, fenômeno conhecido como tolerância.

A tolerância reduz o grau de euforia experimentado no passado, aprofunda a apatia motivacional na vida diária e leva ao aumento progressivo das doses e às mortes por overdose.

É por causa da tolerância que todo maconheiro velho se queixa da qualidade da maconha atual.

Como parte desse mecanismo, os neurônios que formam o sistema antirrecompensa ficam hiper-reativos. A sensação de prazer, agora mais fugaz e menos intensa, vem seguida de uma fase disfórica que se instala no espírito do dependente assim que o efeito da droga se dissipa. A pessoa deixa de buscá-la simplesmente pelo prazer do efeito, mas para fugir da apatia e depressão que a atormentam quando ele se esvai.

A produção deficitária de serotonina resultante do uso crônico também se instala no lobo pré-frontal, área do cérebro que modula a flexibilidade, a seleção e a iniciação das ações, a tomada de decisões e a avaliação dos erros e acertos.

O desarranjo das sinapses dos neurônios pré-frontais enfraquece a resistência aos apelos da droga, mesmo quando a intenção de abandoná-la é verdadeira.

As alterações dos circuitos pré-frontais, ao lado das que acontecem na circuitaria responsável pelas sensações de prazer, recompensa e respostas emocionais, tecem o substrato para a instalação gradual do comportamento compulsivo, descontrolado, que compromete a motivação para enfrentar a abstinência, mesmo diante de consequências pessoais catastróficas.

Da mesma forma que nem todos correm igual risco de desenvolver diabetes ou doença cardiovascular, apenas uma minoria dos que usam drogas psicoativas se torna dependente. A suscetibilidade é atribuída à genética e a diferenças na vulnerabilidade.

Fatores que aumentam o risco incluem história familiar (hereditariedade e criação), exposição em idade precoce (a adolescência é o período mais vulnerável), características do meio (ambientes estressantes, violência doméstica, desorganização familiar, convívio com usuários) e transtornos psiquiátricos (depressão, psicoses, ansiedade).

Os estudos mostram que cerca de 10% das pessoas expostas às drogas psicoativas se tornarão dependentes. No caso da nicotina, esse número é de cinco a seis vezes maior.

NICE (National Institute for Health and Care Excellence)

O Serviço Nacional de Saúde inglês tem 65 anos de história. Todos os cidadãos do Reino Unido têm direito à assistência médica gratuita. O pragmatismo inglês, no entanto, leva a sério o princípio de que não há dinheiro no mundo suficiente para pagar tudo para todos.

Com o objetivo de oferecer aos profissionais de saúde orientações que lhes permitam proporcionar os melhores cuidados e as tecnologias mais avançadas, sem haver desperdícios, o governo criou o NICE (The National Institute for Health and Care Excellence) em 1999, instituto que visitei em novembro de 2015, em Londres.

O primeiro desafio foi harmonizar a desigualdade dos tratamentos nas diferentes áreas geográficas do Reino Unido e as diferenças na qualidade do atendimento, problemas semelhantes aos que o SUS enfrenta entre nós, guardadas as devidas proporções.

Desde 2000, o instituto publica orientações sobre a utilização dos avanços tecnológicos e a eficácia clínica da maioria dos produtos farmacêuticos, incluindo informações sobre o impacto nos gastos públicos da prescrição de drogas e pedidos de exames em que a relação custo/benefício é desfavorável.

Em 2005, o NICE assumiu a liderança na promoção da saúde pública nas áreas de obesidade, fumo e atividade física. A abran-

131

gência de sua atuação vai das novas moléculas indicadas no tratamento do câncer à qualidade da assistência domiciliar aos doentes crônicos.

Quando surge uma nova técnica ou medicamento, o instituto reúne nas universidades e centros de pesquisa os especialistas mais renomados do país, para analisar a validade científica dos estudos publicados, a relevância clínica e os gastos impostos ao sistema de saúde. O trabalho dos consultores é voluntário. Menos de 15% das tecnologias são rejeitadas por ineficácia em relação ao custo.

As decisões do NICE não podem ser contestadas judicialmente por usuários que pretendam acesso fora das normas estabelecidas pelo corpo de especialistas.

Desde sua instalação, o instituto tem mantido independência e distanciamento das pressões exercidas por órgãos governamentais, corporações de profissionais, organizações de pacientes e os interesses da indústria.

A Divisão Internacional do NICE oferece gratuitamente essa expertise para ajudar outros países a definir tratamentos e tecnologias em obediência ao binômio custo-benefício.

No Brasil, quando o SUS e os planos de saúde negam acesso a medicamentos e exames mais caros, os usuários com melhores condições financeiras contratam um advogado para processá-los. Quem julga a conveniência de assegurar-lhes o acesso é o juiz de direito.

A judicialização causa enormes distorções tanto na saúde suplementar quanto no sistema único, sempre em prejuízo dos mais pobres.

Está mais do que na hora de criarmos um órgão como o NICE, capaz de indicar as estratégias mais inteligentes para a aplicação dos parcos recursos destinados à saúde.

A experiência administrativa do NICE disponibilizada pelos ingleses pode ser muito útil.

Vacina contra o zika

O que parecia uma virose banal virou emergência de saúde pública.

A doença causada pelo vírus zika só preocupou as autoridades sanitárias em 2015, quando surgiram os casos de microcefalia em Pernambuco.

Em menos de um ano, o vírus se espalhou pelo Brasil, a América Central, o Caribe e chegou ao México. Não há exemplo de doença transmitida por artrópodes com disseminação tão rápida. A busca de uma vacina se tornou prioridade internacional.

Stanley Plotkin, da Universidade da Pensilvânia, declarou à revista *Science*: "Não vejo problemas técnicos como aqueles encontrados com as vacinas contra HIV, tuberculose e outros agentes". O zika é da família dos flavivírus, a mesma dos causadores da febre amarela, dengue e encefalite japonesa, para os quais há vacinas protetoras.

Na *Science*, o professor Jorge Kalil, diretor do Butantan, defendeu que uma preparação com vírus vivos, porém atenuados, pode ser segura e mais eficaz do que aquelas obtidas com vírus mortos.

O grupo do Butantan planeja empregar essa tecnologia, já usada pelo National Institute of Allergy and Infectious Diseases

(NIAID), na obtenção da vacina contra a dengue licenciada pelo Butantan, para a fase de testes de eficácia em andamento.

O americano Thomaz Monath, virologista da NewLink Genetics, que estudou o *Zika virus* em macacos da Nigéria nos anos 1970 e colaborou para a obtenção de uma vacina contra o ebola, levanta duas questões:

1. Não se sabe se a infecção pelo zika confere imunidade duradoura ou se a doença pode recidivar.
2. Se os anticorpos contra dengue ou febre amarela derem reação cruzada com os da vacina contra zika, as avaliações de eficácia ficarão comprometidas.

Anthony Fauci, diretor do NIAID, sugere outra estratégia: inserir genes do vírus em plasmídeos (estruturas circulares de DNA) e infectar bactérias com eles para que produzam partículas semelhantes ao zika, incapazes de se multiplicar, portanto de causar doença.

O Instituto Jenner, da Inglaterra, trabalha com a introdução de uma proteína da superfície do zika em adenovírus inofensivos que infectam chimpanzés, para usá-los como vetores que, ao vacinar seres humanos, desencadeiem a formação de anticorpos antizika.

Segundo Fauci, a fase de estudos em animais será completada em poucos meses.

Estudos com número limitado de participantes estão previstos para o final de 2016.

Ainda assim, uma vacina promissora levará anos para ser testada em estudos fase 3, antes da produção em larga escala.

Enquanto a vacina não chega, Jorge Kalil espera que o Butantan consiga produzir antissoros injetando o *Zika virus* em cavalos para obter anticorpos protetores que possam ser administrados a seres humanos, tecnologia que o instituto domina há décadas.

Caso a doença provoque imunidade definitiva, tenho dúvida se a vacina chegará a tempo. Um vírus que se dissemina com tal velocidade poderá infectar tanta gente que a vacinação talvez se torne desnecessária ou indicada apenas para as mulheres em idade fértil.

Fumar saiu de moda

Minha geração está sendo dizimada pelo cigarro.

Há cinquenta anos, fumar era considerado uma espécie de rito de passagem para a vida adulta.

A indústria do fumo criou esse mito por meio de investimentos milionários numa publicidade criminosa, onipresente no rádio, na televisão, nos jornais, nas revistas e nos outdoors espalhados pelas cidades.

Dirigidos às crianças e aos adolescentes, os comerciais apresentavam homens bonitos cercados de mulheres maravilhosas, machões que cavalgavam pelas montanhas, surfistas em ondas gigantescas e pilotos de corrida que, no final, acendiam um cigarro da marca do fabricante.

Nos anos 1960, a indústria percebeu que poderia duplicar as dimensões do mercado consumidor caso as mulheres também se tornassem dependentes de nicotina.

Lançaram, então, os cigarros de "baixos teores", mais perniciosos até, porém mais palatáveis ao gosto feminino. Vieram apoiados por um bombardeio publicitário que associava o fumo ao charme e à liberdade que as meninas começavam a adquirir, graças ao acesso à universidade, à pílula anticoncepcional e à possibilidade de viver numa sociedade menos machista.

Nos anos 1990, comecei a tratar casos de câncer em amigos da adolescência. Quase todos eram homens e fumavam havia vinte ou trinta anos. Na virada do século, chegou a vez das mulheres.

Perdi a conta de quantas amigas e amigos morreram de câncer, ataques cardíacos, derrames cerebrais, doenças pulmonares — e dos que ainda estão vivos, mas limitados por enfermidades respiratórias que lhes tiram o fôlego e a liberdade para andar até a esquina.

Caso pertença ao sexo masculino, o fumante vive doze anos menos. Dez anos menos, se for mulher. Se jogar fora dez dias de vida é desperdício inaceitável, o que dizer de partir desta para o nada uma década mais cedo do que o esperado?

Mais brasileiros morrem por causa do fumo do que pela somatória das doenças infecciosas. São 200 mil óbitos por ano.

O último levantamento do Ministério da Saúde, no entanto, traz esperança de que essa realidade mudará: nos últimos dez anos, um em cada três brasileiros deixou de fumar.

Cerca de 25% dos homens e 17% das mulheres se declaram ex-fumantes, indicação de que elas têm mais dificuldade de parar, como vários estudos epidemiológicos demonstram.

A consciência de que adultos e crianças expostos à fumaça do cigarro alheio também são fumantes está mais clara. De 2008 a 2013, o número de não fumantes expostos ao fumo passivo em suas residências caiu 61%.

De acordo com o Ministério, o aumento dos impostos cobrados sobre cada maço colaborou para a queda do número de fumantes, fenômeno comprovado em todos os países. Segundo pesquisa do Inca (Instituto Nacional do Câncer), 62% dos fumantes pensaram em largar o cigarro por causa dos preços no Brasil.

Em contrapartida, o consumo de cigarros contrabandeados cresceu. Cerca de um quarto dos fumantes compra seus maços abaixo do preço mínimo legal.

O nível de escolaridade da população tem impacto discutível na disseminação da epidemia: nas capitais do Norte e do Nordeste, a prevalência é mais baixa do que nas do Sul e do Sudeste. Em São Luís, há 5,5% de fumantes, contra 14,1% em São Paulo e 16,4% em Porto Alegre.

O dado mais importante da pesquisa é o da queda expressiva e continuada do número de fumantes. Nos anos 1960, pelo menos 60% dos maiores de quinze anos fumavam; hoje, são 10,8%.

Apesar dos bilhões de dólares investidos pelos Estados Unidos em campanhas contra o cigarro, cerca de 18% dos americanos ainda fumam.

No Brasil de hoje, fumamos menos do que em todos os países da Europa. Alemanha, Inglaterra, Áustria, Noruega, Dinamarca, Itália e outros países com níveis de escolaridade, renda per capita e organização social bem superiores aos nossos fumam mais do que nós.

Como explicar?

Aumento da tributação, proibição da publicidade, as figuras horríveis impressas nos maços, o combate ao fumo passivo em ambientes públicos, combinados aos programas educativos nas escolas e às advertências médicas, foram medidas implantadas nos países desenvolvidos muito antes e de forma muito mais abrangente do que no Brasil.

Talvez o que nos diferencie seja o impacto das campanhas contra o cigarro levadas, pela televisão, aos quatro cantos do país.

Euforia sintética

O mercado de drogas ilícitas está cada vez mais diversificado. Não param de sintetizar substâncias que mimetizam e potencializam os efeitos da maconha, cocaína ou heroína, e escapam dos testes laboratoriais e dos órgãos de repressão.

Os fabricantes dessas drogas adotam a mesma estratégia da indústria farmacêutica: vasculham a literatura científica atrás de moléculas de interesse comercial. Só que, em vez de pesquisarem tratamentos para enfermidades que afligem seres humanos, procuram nas publicações especializadas os compostos abandonados por causar dependência química e alterações da percepção e do estado mental.

Moléculas com tais propriedades são sintetizadas em laboratórios clandestinos, instalados em fábricas antigas que produziam medicamentos e perfumes na Índia, China e Paquistão. O produto final é entregue aos traficantes em cápsulas, ampolas para injeção ou na forma de pó para ser aspirado ou fumado. O nome popular é escolhido de acordo com a cultura underground local: Miami Ice, MDPV Boliviano, Meow Meow, K2, Spice.

A Europa tem sido o mercado mais ativo. Somente no ano de 2012, o Centro Europeu de Monitoramento de Drogas de Adição detectou, nas ruas, 73 drogas psicoativas anteriormente desconhecidas.

No Reino Unido, o problema é tão grave que os serviços de repressão ao tráfico decidiram testar amostras de urina colhidas aleatoriamente. No decorrer de apenas seis meses de 2014, foram identificadas treze novas substâncias psicoativas na urina recolhida de banheiros portáteis do centro de Londres.

Nos últimos anos, um número crescente de drogas sintéticas invadiu o maior mercado consumidor do mundo, sem passar pelo Velho Continente. Desde 2009, o DEA, a agência dos Estados Unidos encarregada da repressão às drogas ilícitas, identificou mais de trezentas substâncias sintéticas euforizantes apreendidas em cidades americanas.

A maior parte é derivada dos canabinoides, classe à qual pertencem o princípio ativo da maconha e vários compostos de interesse medicinal.

Em segundo lugar, aparecem as catinonas sintéticas, obtidas a partir do alcaloide extraído da planta *Catha edulis*, cujas folhas são mascadas há centenas de anos por populações tradicionais da África Oriental e da Península Arábica, interessadas em seu efeito estimulante, similar ao das anfetaminas. Versões modernas e seguras das catinonas são encontradas em alguns medicamentos, como a bupropiona.

Na produção clandestina, os químicos modificam a molécula de catinona ou de canabinol introduzindo um radical metila em determinada posição, uma hidroxila em outra, um átomo de oxigênio ou de nitrogênio a mais, até obter substâncias causadoras de euforia, alucinações e dependência.

Algumas dessas drogas sintéticas já chegaram ao Brasil, outras estão a caminho. São cada vez mais potentes, com efeitos colaterais mal conhecidos, eventualmente devastadores, que aumentam o risco de transtornos psiquiátricos irreversíveis e de mortes por overdose. Quando estiverem à disposição de grande número de usuários, sentiremos saudades dos tempos da maconha e da cocaína.

Se a equivocada política de guerra às drogas foi perdida contra a maconha, a cocaína e a heroína, com princípios ativos em plantas que exigem cultivo em áreas extensas localizáveis por satélites, laboratórios de refino e transporte em caminhões de carga, a polícia conseguirá impedir que entrem no país drogas sintéticas embaladas como medicamentos?

A cegueira dessa guerra de impacto desprezível no combate ao tráfico, que contribui para disseminar a violência urbana, superlotar cadeias, espalhar a corrupção e criar um Estado paralelo dominado pelo crime organizado, não tem a menor chance de enfrentar o desafio criado pelas drogas sintéticas do século xxi.

Não sejamos ingênuos: a única estratégia de eficácia comprovada para reduzir os danos e combater o tráfico é diminuir as dimensões do mercado consumidor, tarefa árdua que exige recursos materiais, participação dos meios de comunicação em massa e empenho da sociedade na educação das crianças e no tratamento dos usuários crônicos.

Quanto mais cedo, melhor

Se eu descobrisse que havia contraído o HIV, começaria o tratamento imediatamente. Não levaria em conta se a transmissão era coisa de cinco anos atrás ou do mês passado.

Desde o final de 1995, quando surgiram os primeiros antivirais mais potentes, os especialistas discutem qual seria o momento ideal para iniciar o tratamento.

Baseados em observações pessoais e em estudos clínicos realizados com poucos participantes, alguns especialistas aconselham que os antivirais sejam prescritos assim que a infecção for diagnosticada. No Brasil, o Departamento de DST-aids recomendou a implementação dessa estratégia já em 2013.

A falta de estudos conclusivos e as dificuldades na obtenção de recursos para medicar os 35 milhões de infectados existentes no mundo, entretanto, explicam por que boa parte dos países propõe tratar apenas aqueles com células CD4 na corrente sanguínea abaixo de $500/mm^3$ (o normal é entre 500 e $1200/mm^3$).

Mais conservadora, a Organização Mundial da Saúde adota o limite de $350/mm^3$. Ainda assim, menos de 14 milhões de pessoas recebem os antivirais nos cinco continentes.

Para esclarecer a controvérsia, em março de 2011 foi iniciado o estudo Start, realizado em 35 países, entre os quais o Brasil.

O Start recrutou 4685 participantes HIV-positivos, saudáveis, com mais de dezoito anos, que apresentavam níveis de CD4 acima de 500/mm³. Metade deles começou o tratamento imediatamente, enquanto os outros receberam os antivirais apenas quando a contagem de CD4 caiu para valores abaixo de 350/mm³ ou surgiram as infecções oportunistas e os cânceres característicos da aids.

O estudo foi programado para terminar no fim de 2016. Em março de 2015, no entanto, a análise estatística demonstrou diferenças significativas que justificaram a interrupção da pesquisa: no grupo tratado imediatamente ocorreram 41 óbitos ou progressão para a fase de aids, contra 86 desses eventos entre os que receberam tratamento mais tardio.

Portanto, o início imediato da medicação reduziu em 53% a mortalidade ou progressão para a fase de aids.

O Start é o primeiro ensaio clínico conduzido com milhares de participantes em vários países a demonstrar as vantagens do tratamento já nas fases mais precoces da infecção, estratégia com implicações pessoais que terão impacto na saúde pública, porque os antivirais modernos podem reduzir em mais de 90% a probabilidade de transmissão do vírus para os parceiros sexuais.

Em 1996, quando surgiram as combinações de drogas que ficaram conhecidas como "coquetel", a prevalência da infecção pelo HIV no Brasil era a mesma da África do Sul.

Ao contrário deles, nós adotamos a política de distribuição gratuita dos antivirais. Lá, a prevalência atual é de 10%. Se estivéssemos na mesma situação, teríamos milhões de brasileiros com o vírus, em vez dos 800 mil estimados pelo Ministério da Saúde.

A prescrição de antivirais para os 35 milhões de crianças e adultos infectados no mundo reduziria bruscamente a velocidade de disseminação da epidemia.

Se considerarmos que atualmente apenas 62% dos adultos e 24% das crianças HIV-positivos participam dos programas mundiais de distribuição gratuita, a um custo de 6,3 bilhões de dólares por ano, concluiremos que seria necessário um investimento anual de 20 bilhões de reais. Para um esforço que envolvesse os países mais ricos do mundo, a quantia é irrisória; dinheiro de pinga, como diz o povo.

No Brasil, as estimativas são que, em cada quatro pessoas HIV-positivas, uma desconheça sua condição. Se estiverem certas, entre os 800 mil infectados haveria 200 mil espalhando o vírus sem saber. É muita gente. Se todos fossem tratados, a epidemia brasileira estaria controlada.

É preciso que o teste rápido para a aids esteja disponível nas farmácias, de modo a ser realizado na saliva ou numa gota de sangue, na intimidade do lar. Não é o que fazemos com os testes para gravidez?

A ideia de que o aconselhamento com profissionais seja imprescindível para que as pessoas não se suicidem, ao saber da positividade do exame, é de uma ingenuidade atroz. Nunca vi ninguém se matar por medo de morrer.

Profilaxia pré-exposição

Use camisinha! Por trinta anos, essa foi a única palavra de ordem para prevenir a transmissão do HIV. Não é mais assim. Em 2010, foi publicada uma pesquisa demonstrando, pela primeira vez, que a administração diária de um comprimido de Truvada para homens que fazem sexo com homens e mulheres transgênero HIV-negativas reduzia em 92% os índices de novas infecções.

Nesse estudo, cerca de metade dos participantes tomou a medicação irregularmente. Neles, a proteção foi bem mais baixa: 44%.

Mais tarde, outra pesquisa, agora conduzida entre casais heterossexuais discordantes (apenas um dos parceiros infectado), com níveis superiores de aderência à medicação, mostrou que 75% ficaram protegidos da infecção.

Apesar do impacto desses resultados, o uso de medicamentos antivirais como estratégia de pré-exposição gerou controvérsias. A objeção maior foi o receio da "desinibição comportamental", conduta que levaria a abandonar o preservativo e a correr riscos maiores.

Uma série de estudos sobre profilaxia pré-exposição foi discutida na Conferência sobre Retrovírus e Infecções Oportunistas, realizada na última semana de fevereiro de 2015, na cidade de Seattle.

Um dos mais importantes, batizado de Ipergay, investigou a

possibilidade de prevenção sem haver necessidade de tomar os comprimidos todos os dias, mas usá-los apenas "sob demanda".

Foram selecionados 414 homens HIV-negativos, na França e no Canadá. Os participantes receberam a orientação de tomar os comprimidos apenas antes e depois da relação sexual (sob demanda). Nenhum deles sabia se os comprimidos fornecidos continham Truvada ou uma preparação inerte de talco (placebo).

No final, entre os que receberam placebo, houve catorze homens infectados pelo HIV, enquanto no grupo que tomou Truvada foram apenas dois. A redução do número de infecções foi de 86%.

Um estudo realizado em Uganda e no Quênia, por pesquisadores da Universidade de Washington, procurou reforçar a eficácia da pré-exposição em casais discordantes.

Quando o parceiro infectado consegue zerar a carga viral à custa de medicamentos, o risco de transmissão fica pequeno. O problema é que muitos deles deixam de tomar, tomam irregularmente ou não têm acesso à medicação antiviral. Mesmo naqueles que o fazem com regularidade, a carga viral só se torna indetectável depois de alguns meses.

Foram acompanhados 1013 casais discordantes. Os parceiros HIV-negativos receberam o medicamento Truvada para protegê-los durante os seis primeiros meses em que seus parceiros HIV-positivos eram tratados com os esquemas antivirais clássicos.

Até o momento, apenas duas pessoas foram infectadas pelos parceiros, nenhuma das quais tinha Truvada detectável na circulação quando a transmissão ocorreu. Segundo um modelo preditivo, deveria haver quarenta infectados, caso não tivessem recebido Truvada na pré-exposição.

Os especialistas consideram a profilaxia pré-exposição uma arma de eficácia comprovada para conter a disseminação da epidemia. Está mais do que na hora de ser adotada pelo Ministério da Saúde.

Epidemia de ultrassons

Deve existir alguma síndrome tireoidovaginal que desconheço. Minha ignorância é a única explicação para justificar por que as mulheres saem das revisões ginecológicas com pedidos de ultrassom da tireoide.

Em 1947, foi publicado um estudo mostrando a discrepância entre o grande número de casos de câncer de tireoide encontrados nas autópsias e a raridade das mortes pela doença.

Os autores estimaram que pelo menos um terço dos adultos apresenta pequenos carcinomas papilares de tireoide, que jamais causarão complicações.

O *The New England Journal of Medicine*, a revista médica de maior circulação que publicou esse estudo, agora analisa o exemplo da Coreia do Sul.

O país assegura acesso à saúde para seus 50 milhões de habitantes desde os anos 1980. O sistema é tecnologicamente intensivo: é o segundo do mundo em leitos de UTI por milhão de habitantes, o quinto em aparelhos de tomografia e o quarto em ressonâncias magnéticas.

Embora o câncer de tireoide não faça parte do programa nacional de diagnóstico precoce, vários hospitais e médicos incluíram o ultrassom de tireoide nos assim chamados check-ups.

As estatísticas vitais revelaram que a incidência desse tipo de câncer aumentou lentamente até os anos 1990, para dar um salto exponencial ao redor de 2000.

Em 2011, a proporção de diagnósticos foi quinze vezes maior do que em 1993. Atualmente, 56% dos casos são de tumores com menos de um centímetro, contra 14% naquela época.

Você, leitor, poderá pensar que esses dados comprovam a eficácia do *screening*. Afinal, o diagnóstico precoce é um passo fundamental para a cura. A realidade, no entanto, é mais complexa.

O aumento dramático do número de diagnósticos não foi acompanhado de redução da mortalidade. Essa constatação, em medicina, sempre sugere exagero de diagnósticos (*overdiagnosis*, na literatura).

Hoje, câncer de tireoide é o tipo mais prevalente na Coreia. Foram 40 mil casos no ano de 2011, contra trezentas a quatrocentas mortes pela enfermidade.

Virtualmente, todos os pacientes receberam tratamento: dois terços pela tireoidectomia total e um terço pela parcial.

A retirada da tireoide não é uma tarde no circo. Além do trauma cirúrgico, exige reposição diária de hormônio tireoideano pelo resto da vida, cerca de 10% dos pacientes desenvolverão deficiências das paratireoides e 2% terão paralisias de corda vocal, com alterações permanentes da voz.

Nas últimas duas décadas, diversos países observaram um fenômeno semelhante: aumento substancial da incidência de câncer da tireoide, sem qualquer impacto na redução da mortalidade.

De acordo com o banco de dados *Cancer Incidence in Five Continents*, a proporção de diagnósticos mais do que duplicou na França, na Itália, na República Tcheca, em Israel, na China, no Canadá e nos Estados Unidos.

Estamos vivendo uma epidemia de ultrassons de tireoide que

sobrecarrega os serviços especializados, encarece o sistema de saúde e expõe as pessoas a punções, cirurgias, angústias e sofrimentos desnecessários.

Uma vacina para a dengue

O vírus da dengue infecta anualmente 300 milhões de pessoas no mundo, das quais 96 milhões desenvolvem os sintomas clássicos da doença. Segundo a Organização Panamericana da Saúde, no período de 2003 a 2013, o número de casos nas Américas aumentou cinco vezes.

Existem quatro tipos de vírus da dengue (sorotipos 1, 2, 3 e 4), que podem causar infecções assintomáticas, sintomas virais discretos e inespecíficos, os sintomas caraterísticos da doença ou formas mais graves que evoluem com extravasamento de plasma sanguíneo para fora dos capilares, tendências hemorrágicas e morte.

Pessoas que já foram infectadas por um dos sorotipos correm risco de desenvolver quadros mais graves, ao ser infectadas por um vírus de outro sorotipo.

São muitos os desafios para a obtenção de uma vacina contra a dengue: é preciso que ela ofereça proteção contra os quatro sorotipos, faltam modelos de animais de experimentação que apresentem quadro comparável ao do homem, e o conhecimento dos fenômenos imunológicos envolvidos ainda é incompleto.

Depois de décadas de tentativas para chegar à vacina, acaba de ser publicado um estudo conduzido com uma preparação desenvolvida pela parceria francesa entre a Sanofi e o Instituto Pasteur.

De junho de 2011 a março de 2012, foram vacinadas crianças de nove a dezesseis anos, em cinco países latino-americanos: Brasil, Colômbia, México, Porto Rico e Honduras. Nesse estudo fase 3, foram divididas em dois grupos 20 869 crianças saudáveis. O primeiro recebeu três doses da vacina: no instante inicial, seis meses e doze meses mais tarde; o segundo recebeu três injeções de uma preparação inerte (placebo), administradas com os mesmos intervalos. A vacinação apresentou 60,8% de eficácia.

A proteção contra os quatro sorotipos, no entanto, foi desigual: 50% para o sorotipo 1; 42% para o sorotipo 2; 74% para o sorotipo 3; e 78% para o sorotipo 4 — em números arredondados. A eficácia medida pela redução do número de crianças que precisaram ser hospitalizadas foi de 80,3%. No grupo vacinado, o número de quadros clínicos graves foi 95,5% menor.

Os efeitos colaterais da vacina foram semelhantes aos do grupo-placebo, sem diferença nenhuma na incidência de eventos adversos. Crianças anteriormente infectadas por um dos sorotipos não tiveram complicações. Nelas, a eficácia da vacina foi até mais alta: 79,4%.

Difícil explicar a diversidade dos graus de proteção para os quatro sorotipos, bem como as razões pelas quais crianças previamente infectadas por um dos sorotipos foram protegidas com mais eficácia do que as virgens de infecção.

A redução do número de casos graves a requerer hospitalização é encorajadora, porque reflete o impacto da vacinação na diminuição da morbidade e reduz os custos sociais e o sofrimento imposto pela doença.

Esse estudo demonstra que é possível administrar, numa única preparação, uma vacina segura e ao mesmo tempo eficaz contra os quatro sorotipos da dengue.

Nicotina, a porta de entrada

Consideramos porta de entrada a droga que reduz o limiar para a adição a outros agentes.

Essa hipótese foi levantada, em 1975, por Denise Kandel, ao observar que jovens envolvidos com drogas psicoativas costumam fazê-lo em estágios e sequências. Tipicamente, o abuso de tabaco e álcool precede o de maconha que, por sua vez, antecede o de cocaína e outras drogas ilícitas.

Um grande inquérito americano publicado em 2012 mostrou que, entre os adultos de dezoito a 34 anos que já haviam usado cocaína, 87,9% eram fumantes antes de experimentá-la; 5,7% começaram a consumir as duas drogas ao mesmo tempo; 3,5% usaram cocaína antes de ser fumantes e apenas 2,9% nunca tinham fumado cigarros.

Uma alternativa à hipótese da porta de entrada é a de que o uso repetitivo de uma droga psicoativa reflita determinadas características genéticas e comportamentais, que aumentam o risco individual de adição a outras drogas.

Embora os levantamentos epidemiológicos possam evidenciar a sequência em que diferentes drogas são usadas e especificar suas associações, são incapazes de identificar os fatores envolvidos na progressão de uma droga para outra e os mecanismos responsáveis por ela.

Estudos clássicos na área da psicologia demonstraram que a adição é uma forma de aprendizado e que as recaídas estão relacionadas com memórias persistentes das sensações de prazer obtidas com a droga.

Denise Kandel, o marido Eric Kandel (prêmio Nobel em 2000) e Amir Levine estudaram os efeitos da administração de nicotina e cocaína em ratos.

Ratos que recebiam nicotina na água de beber não se tornavam mais ativos do que o grupo-controle tratado com água pura. Já os que recebiam cocaína movimentavam-se por um tempo 58% maior.

Os que tomavam água contendo nicotina durante sete dias, para depois receber nicotina mais cocaína por mais quatro dias, ficavam 98% mais ativos.

A inversão dessa ordem (sete dias de cocaína seguidos de quatro dias de nicotina mais cocaína) não aumentava os níveis de atividade locomotora.

Um dos fatores de risco para recaídas entre usuários em abstinência é voltar aos locais em que habitualmente consumiam a droga. Descrita também em animais de laboratório, essa preferência condicionada por um local em particular está ligada aos circuitos cerebrais do sistema de recompensa.

Da mesma forma que no experimento anterior, ratos tratados durante sete dias com água contendo nicotina, seguidos de quatro dias de nicotina mais cocaína, permaneciam 78% a mais de tempo no canto da gaiola associado à administração de cocaína do que aqueles do grupo-controle.

O casal de pesquisadores também estudou as moléculas envolvidas na plasticidade das sinapses entre os neurônios, numa área do cérebro (núcleo acumbens) encarregada de integrar os impulsos que trafegam pelos neurônios liberadores de dopamina e glutamato, mediadores das sensações de prazer e recompensa.

Uma única injeção de cocaína em ratos que haviam recebido nicotina por sete dias é suficiente para reduzir o limiar de estimulação dos neurônios que liberam dopamina e glutamato, potencializando a sensação de prazer por até três horas.

Como nos experimentos anteriores, a administração de apenas nicotina ou de apenas cocaína por sete dias ou de cocaína durante sete dias seguidos por nicotina durante 24 horas não produz esse resultado.

Os autores demonstraram a mesma redução do limiar de excitação de neurônios induzida pela nicotina em outra área cerebral, a amígdala (responsável por orquestrar as emoções), região crítica para a adição.

Essas observações, finalmente, descrevem as bases biológicas e os mecanismos moleculares relacionados com a sequência do consumo de drogas encontrada em seres humanos. Uma droga age nas sinapses de certos circuitos cerebrais criando condições para potencializar os efeitos da outra.

A hipótese da porta de entrada não exclui a das tendências genéticas e comportamentais que afetam o risco de adição, ao contrário, ambas são complementares.

Fatores gerais, como os genes e o comportamento, explicam a tendência para o uso de drogas psicoativas, enquanto fatores específicos explicam por que certas pessoas usam determinadas drogas e o fazem em sequências particulares.

Pobreza e cognição

Pessoas mais pobres, muitas vezes, exibem comportamentos que tendem a mantê-las em estado de pobreza. Embora essa afirmação pareça politicamente incorreta, é baseada em farta literatura especializada.

Diversos estudos mostram que, nas camadas de renda mais baixa, é maior a proporção daqueles que cuidam mal da saúde, aderem com irregularidade aos tratamentos médicos, têm mais filhos, dificuldade para cumprir horários e produtividade mais baixa, comportamentos que reduzem as chances de melhorar de vida.

As explicações clássicas para esse fenômeno envolvem a falta de escolaridade, de transporte eficiente, de acesso à assistência médica, violência urbana, desorganização familiar e preconceito social.

Psicólogos e economistas das Universidades Harvard e Yale publicaram um estudo na revista *Science* que propõe outras explicações.

Para testar a hipótese da qual partiram, eles realizaram um experimento em laboratório e outro em campo.

No primeiro, participantes com rendas mensais variadas foram apresentados a quatro cenários hipotéticos que requeriam tomadas de decisões financeiras. Precisavam resolver como gastar algumas quantias pequenas mesmo para o bolso de pobres e outras elevadas para os pobres e razoáveis para os mais ricos.

Imediatamente depois de escolher a melhor opção em cada caso, o participante era submetido a uma bateria de testes para avaliar as funções cognitivas.

Quando a decisão a ser tomada envolvia pouco dinheiro, pobres e ricos apresentaram performance comparável nos testes cognitivos. Quando precisavam decidir como gastar somas maiores, entretanto, os pobres apresentavam resultados piores nos testes de cognição.

O estudo de campo foi realizado em dois distritos de Tamil Nadu, na Índia, entre 464 lavradores, em que mais de 60% dos rendimentos vinham da colheita de cana.

Num intervalo de quatro meses, os participantes foram entrevistados e responderam aos mesmos testes de cognição duas vezes: uma, antes da colheita, ocasião em que enfrentavam pressões financeiras; e outra, depois de receber o pagamento da safra.

A média de erros cometidos nos testes foi maior antes da colheita do que depois dela, quando a situação estava mais confortável.

Tomados em conjunto, os dois experimentos ilustram como restrições financeiras endêmicas na pobreza podem provocar deficiências na capacidade cognitiva. A ordem de magnitude dos efeitos observados corresponde a uma queda de treze pontos no quociente intelectual (qi).

Os autores afastaram o estresse provocado pela falta de dinheiro como a causa desse fenômeno, porque há evidências contrárias. Por exemplo, o estresse melhora a memória de trabalho, aquela que empregamos a todo momento na rotina diária.

Para eles, a pobreza captura a atenção, dispara pensamentos intromissivos e reduz as reservas cognitivas. Ser pobre não significa apenas viver com pouco dinheiro, mas conviver com reservas cognitivas mais baixas.

A pobreza interferiria com as habilidades cognitivas, não por algum tipo de condicionamento genético ou deficiência individual, mas porque o contexto social agressivo impõe sobrecargas que comprometem o desenvolvimento pleno.

Essa depleção do funcionamento mental obedece ao chamado "modelo de reserva limitada de autocontrole".

Para atingirmos um objetivo, é o autocontrole que nos permite adotar comportamentos e condutas que nos levem da condição indesejada na direção daquela que almejamos. Não conseguimos, no entanto, utilizar essa estratégia em sua plenitude, porque a capacidade de autocontrole é limitada e exaurível.

Num estudo, pessoas obesas induzidas a resistir à oferta de um chocolate delicioso apresentaram performance mais medíocre nos testes de capacidade mental e no controle de emoções negativas. Em seguida, aumentaram o número de calorias ingeridas à custa de alimentos mais calóricos.

Como na maior parte do tempo, os mais pobres enfrentam problemas de solução mais difícil, têm maior probabilidade de enveredar por caminhos deletérios como engordar, fumar, beber em excesso e gastar de forma menos sensata.

A frustração continuada de necessidades e desejos esgotam nossas reservas mentais.

O cigarro no mundo

Na primeira metade do século XX, o cigarro virou epidemia masculina. Nas décadas que se seguiram à Segunda Guerra Mundial, cerca de 80% dos homens haviam fumado em algum momento da vida adulta.

Desde então, a prevalência começou a cair nos países de língua inglesa e no norte da Europa. Como consequência, a partir dos últimos vinte anos do século passado as mortes causadas pelo cigarro entraram em declínio, também na América Latina, na Europa Central e no sul da Europa.

O pico da mortalidade feminina aconteceu mais tarde, porque as mulheres começaram a fumar em massa só a partir do anos 1960. A redução da prevalência entre elas, ocorrida nas últimas décadas nos países de língua inglesa, na Europa do Norte e no Brasil, começa a diminuir o número de mortes.

Com as medidas restritivas adotadas nos países industrializados e naqueles de renda média, a indústria passou a investir na Ásia, na África e no Oriente Médio, países populosos em que a legislação mais frouxa permite a publicidade e a presença do cigarro em toda parte.

Entre mais de 1 bilhão de fumantes espalhados pelo mundo, a maioria vive hoje em países pobres ou de renda média.

A prevalência caiu para menos de 20% na Austrália, no Canadá, no Brasil, nos Estados Unidos e na Europa do Norte, mas ficou estabilizada em níveis ao redor de 60% nos países do Leste Europeu e da Ásia.

A prevalência entre as mulheres ainda se mantém ao redor de 40% em algumas partes da Europa. Na África abaixo do deserto do Saara, os níveis são relativamente mais baixos, e o consumo de cigarros por fumante é menor do que nas Américas, Europa e Ásia.

Ao lado dessas desigualdades na prevalência mundial, ocorreram mudanças nos tipos de cigarros consumidos, em resposta ao marketing criminoso da indústria, armado para dar ao fumante a sensação de que os cigarros "light" ou com baixos teores de alcatrão seriam mais seguros.

Entre outros estudos, uma revisão do Department of Health and Human Services, dos Estados Unidos, publicada em 2010, afirmou categoricamente: "Cinco décadas de alterações no design dos cigarros não reduziram o risco de doenças entre os fumantes".

Fumantes ativos e passivos são responsáveis por 6,3% das enfermidades que afligem a humanidade e sobrecarregam os sistemas de saúde, a maioria delas em países pobres ou de renda média. O fumo mata 6,3 milhões de pessoas por ano. As estimativas são de que durante o século XXI ele causará 1 bilhão de mortes.

Nesse panorama trágico, a situação brasileira não é das piores; a cada novo inquérito cai o número de fumantes em nosso país. Os mais recentes mostram que menos de 11% dos brasileiros com mais de quinze anos fumam. Fumamos menos do que os norte-americanos, alemães, italianos, franceses, dinamarqueses ou holandeses.

Mulheres fumantes perdem em média dez anos de vida; os homens morrem doze anos mais cedo.

Legalização da maconha

Sabe-se que os efeitos adversos da maconha não são poucos nem desprezíveis, e que o componente psicoativo da planta pertence à classe dos canabinoides, substâncias dotadas de diversas propriedades medicinais.

Há evidências de que fumar maconha pode causar dependência química — embora menos intensa do que a da nicotina, da cocaína ou dos benzodiazepínicos, que mulheres e homens de respeito tomam para dormir.

O inegável interesse medicinal dos canabinoides não é justificativa para a legalização da droga, já que a imensa maioria dos usuários o faz com finalidade recreativa. Acho que a maconha deve ser legalizada por outras razões. A principal delas é o fracasso retumbante da política de "guerra às drogas".

De acordo com o II Levantamento Nacional de Álcool e Drogas (Lenad), realizado em 2012 pelo grupo do dr. Ronaldo Laranjeira, da Unifesp, cerca de 7% dos brasileiros entre dezoito e 59 anos já fumaram maconha. Descontados os menores de idade, seriam 7,8 milhões de pessoas. Perto de 3,4 milhões haviam usado no ano anterior.

Como se trata de droga ilegal, poderíamos considerá-los criminosos, portanto passíveis de prisão. Quantas cadeias seriam necessárias? Quem aceitaria ver o filho numa jaula superlotada porque foi pego com um baseado?

Legalizar, entretanto, não é empreitada corriqueira, como atestam as experiências do Colorado, de Washington, da Holanda e do Uruguai.

Quem ficaria encarregado da produção e comercialização, o Estado ou a iniciativa privada?

Fundaríamos a Maconhabrás e consideraríamos fora da lei as plantações particulares? Seriam autorizados cultivos para consumo pessoal? Há amparo jurídico para reprimir a produção doméstica de uma droga legal? Por acaso é crime plantar fumo no jardim ou destilar cachaça em casa para uso próprio?

Quantos pés cada um teria direito de cultivar? E aqueles que ultrapassassem a cota, seriam obrigados a incinerar o excesso ou iriam para a cadeia? Quem fiscalizaria de casa em casa?

A que preço a droga seria vendida? Se custar caro, o tráfico leva vantagem; se for barata, estimula o consumo. Como controlar a quantidade permitida para cada comprador?

E os pontos de venda? Farmácias como no Uruguai, coffee shops como na Holanda, lojas especializadas ou nossas padarias que já comercializam álcool e cigarros?

Se a iniciativa privada estiver envolvida em qualquer fase do processo, como impedir o marketing para aumentar as vendas? A experiência com o álcool e o fumo mostra que deixar drogas legais nas mãos de particulares resulta em milhões de dependentes.

São tantas as dificuldades que fica muito mais fácil proibir.

Tudo bem, se as consequências não fossem tão nefastas. A que levou a famigerada política de guerra às drogas, senão à violência urbana, ao crime organizado, à corrupção generalizada, à marginalização dos mais pobres, a cadeias abarrotadas e à disseminação do consumo?

Legalizar não significa liberar geral. É possível criar leis e estabelecer regras que protejam os adolescentes, disciplinem o uso e permitam oferecer assistência aos interessados em livrar-se da dependência.

O dinheiro gasto na repressão seria mais útil em campanhas educativas para explicar às crianças que drogas psicoativas fazem mal, prejudicam o aprendizado, isolam o usuário, tumultuam a vida familiar e causam dependência química escravizadora.

Nos anos 1960, mais de 60% dos adultos brasileiros fumavam cigarro. Hoje, são cerca de 11%, números que não param de cair, porque estamos aprendendo a lidar com a dependência de nicotina, a esclarecer a população a respeito dos malefícios do fumo e a criar regras de convívio social com os fumantes.

Embora os efeitos adversos do tabagismo sejam mais trágicos do que os da maconha, algum cidadão de bom senso proporia colocarmos o cigarro na ilegalidade?

Manter a ilusão de que a questão da maconha será resolvida pela repressão policial é fechar os olhos à realidade, é adotar a estratégia dos avestruzes.

É insensato insistirmos *ad eternum* num erro que traz consequências tão devastadoras, só por medo de cometer outros.

Efeitos benéficos da maconha

Não são poucos os benefícios potenciais da maconha. O uso medicinal do THC e dos demais canabinoides dele derivados está fartamente documentado.

A descoberta de que os canabinoides se ligavam aos receptores CB existentes na membrana celular dos neurônios aconteceu em 1988. Dois anos mais tarde, esses receptores foram clonados, e suas localizações no cérebro, mapeadas. Em 1992, foi identificada a anandamida, substância existente no sistema nervoso central, relacionada com os receptores, mas distinta deles.

A partir de então, diversos trabalhos revelaram que os canabinoides naturais ou sintéticos desempenham papel importante na modulação da dor, no controle dos movimentos, na formação e arquivamento de memórias e até na resposta imunológica.

Pesquisas com animais de laboratório demostraram que o cérebro desenvolve tolerância aos canabinoides e que eles podem causar dependência, embora esse potencial seja menor do que o da heroína, da nicotina, da cocaína, do álcool e de benzodiazepínicos, como o diazepan.

Hoje sabemos que o uso de maconha tem ação benéfica nos seguintes casos:

1. Glaucoma: doença causada pelo aumento da pressão intraocular, pode ser combatida com os efeitos transitórios do THC na redução da pressão interna do olho. Existem, no entanto, medicamentos bem mais eficazes.

2. Náuseas: o tratamento das náuseas provocadas pela quimioterapia do câncer foi uma das primeiras aplicações clínicas do THC. Hoje, a oncologia dispõe de antieméticos mais potentes.

3. Anorexia e caquexia associada à aids: a melhora do apetite e o ganho de peso em doentes com aids avançada foram descritos há mais de vinte anos, antes mesmo de surgirem os antivirais modernos.

4. Dores crônicas: a maconha é usada há séculos com essa finalidade. Os canabinoides exercem o efeito antiálgico, ao agir em receptores existentes no cérebro e em outros tecidos. O dronabinol, comercializado em diversos países para uso oral, reduz a sensibilidade à dor, com menos efeitos colaterais do que o THC fumado.

5. Inflamações: o THC e o canabidiol são dotados de efeito anti-inflamatório que os torna candidatos a tratar enfermidades como a artrite reumatoide e as doenças inflamatórias do trato gastrointestinal (retocolite ulcerativa, doença de Crohn, entre outras).

6. Esclerose múltipla: o THC combate as dores neuropáticas, a espasticidade e os distúrbios de sono causados pela doença. O Nabiximol, canabinoide comercializado com essa indicação na Inglaterra, no Canadá e em outros países com o nome de Sativex, não está disponível para os pacientes brasileiros.

7. Epilepsia: um estudo recente mostrou que 11% dos pacientes ficaram livres das crises convulsivas com o uso de maconha com teores altos de canabidiol; em 42%, o número de crises diminuiu 80%; e, em 32% dos casos, a redução variou de 25% a 60%. Canabinoides sintéticos de uso oral estão liberados em países europeus.

Com tal espectro de ações em patologias tão diversas, só gente muito despreparada pode ignorar o interesse medicinal da maconha. Qual a justificativa para impedir que comprimidos de THC e de seus derivados cheguem aos que poderiam se beneficiar deles? Está certo jogar pessoas doentes nas mãos dos traficantes?

No entanto, o argumento de que o uso de maconha deve ser liberado em virtude dos efeitos benéficos que acabamos de enumerar é insustentável: a imensa maioria dos usuários não o faz com finalidade terapêutica, mas recreativa.

Como diz o povo: uma coisa é uma coisa...

Acho que a maconha deve ser legalizada, sim, mas por outras razões.

Efeitos adversos da maconha

Maconheiro é louco para dizer que maconha não vicia nem faz mal.

Vou resumir uma revisão da literatura sobre os efeitos adversos da maconha, publicada no *The New England Journal of Medicine* por pesquisadores americanos do National Institute on Drug Abuse:

1. Dependência

Os inquéritos mostram que 9% dos que experimentam se tornam dependentes. Esse número chega a um em cada seis, no caso daqueles que começam a usá-la na adolescência. Entre os que fazem uso diário, 25% a 50% exibem sintomas de dependência.

Comparados com os que começaram a usá-la na vida adulta, os que o fizeram enquanto adolescentes apresentam duas a quatro vezes mais sintomas de dependência, quando avaliados dois anos depois de fumar o primeiro baseado.

Uma vez instalada a dependência, surgem crises de abstinência: irritabilidade, insônia, instabilidade de humor e ansiedade.

2. Alterações cerebrais

Da fase pré-natal aos 21 anos de idade, o cérebro está em estado de desenvolvimento ativo, guiado pelas experiências. Nesse período, fica mais vulnerável aos insultos ambientais e à exposição a drogas como o tetrahidrocanabinol (THC).

Adultos que se tornaram usuários na adolescência apresentam menos conexões entre neurônios em áreas específicas do cérebro que controlam funções como aprendizado e memória (hipocampo), atenção e percepção consciente (precúneo), controle inibitório e tomada de decisões (lobo pré-frontal), hábitos e rotinas (redes subcorticais).

Essas alterações podem explicar as dificuldades de aprendizado e o QI mais baixo dos adultos jovens que fumam desde a adolescência.

3. Porta de entrada

Qualquer droga psicoativa pode moldar o cérebro para respostas exacerbadas a outras drogas. Nesse sentido, o THC não é mais nocivo do que o álcool e a nicotina.

4. Transtornos mentais

O uso regular aumenta o risco de crises de ansiedade, depressão e psicoses, em pessoas com vulnerabilidade genética. Uso frequente, em doses elevadas, durante mais tempo, modifica o curso da esquizofrenia e reduz de dois a seis anos o tempo para a ocorrência do primeiro surto.

O que os estudos não conseguem estabelecer é a causalidade, isto é, se a maconha provoca esses distúrbios ou se os portadores deles usam a droga para aliviar suas angústias.

5. Performance escolar

Na fase de intoxicação aguda, o THC interfere com funções cognitivas críticas, efeito que se mantém por alguns dias. O fato de a ação no sistema nervoso central persistir mesmo depois da eliminação do THC faz supor que o uso continuado, em doses elevadas, provoque deficiências cognitivas duradouras, que afetam a memória e a atenção, funções essenciais para o aprendizado.

Essas relações, no entanto, são muito mais complexas do que os estudos sugerem. O uso de maconha é mais frequente em situações sociais que interferem diretamente com a escolaridade:

pobreza, desemprego, falta de estímulos culturais, insatisfação com a vida e desinteresse pela escola.

6. Acidentes

A exposição ao THC compromete a habilidade de dirigir. Há uma relação direta entre as concentrações de THC na corrente sanguínea e a probabilidade de acidentes no trânsito.

7. Câncer, doenças pulmonares e cardiovasculares

Embora a relação entre maconha e câncer de pulmão não possa ser afastada, o risco é menor do que aquele associado ao fumo.

Por outro lado, fumar maconha com regularidade, durante anos, provoca inflamação das vias aéreas, aumenta a resistência à passagem do ar pelos brônquios e diminui a elasticidade do tecido pulmonar, alterações associadas ao enfisema pulmonar. Não há demonstração de que o uso ocasional cause esses malefícios.

O uso frequente agride a parede interna das artérias e predispõe ao infarto do miocárdio, derrame cerebral e isquemias transitórias.

Nos Estados Unidos, país em que a maioria desses estudos foi realizada, o conteúdo de THC na maconha apreendida aumentou de 3% nos anos 1980 para 12% em 2012. O aumento da concentração do componente ativo dificulta ainda mais a interpretação dos estudos sobre os efeitos do uso prolongado.

O cigarro eletrônico

Inalar a fumaça liberada na combustão do cigarro é o mais mortal dos comportamentos de risco no Brasil.

Não é de hoje que os fabricantes procuram uma forma de administrar nicotina sem causar os malefícios da queima do fumo nem tirar o prazer que o dependente sente ao fumar. E, acima de tudo, sem abrir mão do lucro obtido com a droga que provoca a mais escravizadora das dependências químicas conhecidas pela medicina.

Com essa finalidade, foram lançados no comércio os cigarros eletrônicos, uma coleção heterogênea de dispositivos movidos a bateria que vaporizam nicotina, para ser fumada num tubo que imita o cigarro.

Em menos de dez anos, as vendas na Europa atingiram 650 milhões de dólares e 1,7 bilhão nos Estados Unidos. O sucesso tem sido tão grande que alguns especialistas ousam predizer que o cigarro convencional estaria com os dias contados.

Na literatura médica, entretanto, as opiniões são divergentes.

1. Os detratores

A demonstração de que fumantes passivos correm mais risco de morrer por ataque cardíaco, derrame cerebral, câncer e doenças respiratórias deu origem à legislação que proibiu o fumo em lugares fechados, providência que beneficiou fumantes e abstêmios.

Especialistas temem que esse esforço da sociedade seja perdido, quando os cigarros eletrônicos forem anunciados em larga escala pelos meios de comunicação.

Comerciais exibidos recentemente nas TVs americanas justificam a preocupação: "Finalmente, os fumantes têm uma alternativa real" ou "Somos todos adultos, aqui. É tempo de tomarmos nossa liberdade de volta". Mensagens como essas não seduzirão as crianças, como aconteceu com as campanhas de cigarros décadas atrás?

Os Centers for Diseases Control, nos Estados Unidos, revelaram que embora o consumo de cigarros comuns entre adolescentes americanos tenha caído, entre 2011 e 2012, o de eletrônicos duplicou.

Não existe padronização na quantidade de nicotina vaporizada pelas diferentes marcas de eletrônicos; nem controle de qualidade. Os testes mostram que alguns conseguem liberar o dobro ou o triplo de nicotina, em cada tragada.

Ainda não há comprovação científica de que o cigarro eletrônico substitua os convencionais. O uso concomitante pode levar ao consumo de doses exageradas de nicotina, eventualmente próximas de limites perigosos.

2. Os defensores

Consideram que o cigarro eletrônico se enquadra nas chamadas estratégias de redução de riscos, semelhantes às de distribuição de seringas para usuários de drogas injetáveis, adotadas como medida de prevenção à aids.

Há quem acredite que, ao lado de outras formas de administrar nicotina sem utilizar combustão (chicletes, pastilhas e adesivos), os dispositivos eletrônicos têm potencial para se tornar um dos maiores avanços na história da saúde pública.

Para eles, o vapor de nicotina inalado através do cigarro eletrônico mimetiza as experiências prévias do fumante, sem deixar de estigmatizar o cigarro comum.

Lembram que no mundo ocorrem 6 milhões de óbitos por ano por causa do fumo, e que as previsões para o século XXI não poderiam ser mais sombrias: 1 bilhão de mortes, predominantemente entre os mais pobres e menos instruídos. Defendem que a estratégia de reduzir, mesmo sem eliminar, o risco de morte associado ao cigarro é um imperativo moral.

É difícil não reconhecer que os dois lados apresentam argumentos consistentes.

Minha opinião é de que os cigarros eletrônicos devem obedecer a leis que os obriguem a passar por controle de qualidade, que seja proibido fumá-los em bares, restaurantes, escritórios e outros espaços públicos fechados, e que seja vedada a publicidade pelos meios de comunicação de massa.

Seria fundamental, ainda, proibir que os fabricantes adicionassem mentol, essências de morango, baunilha ou chocolate, para torná-los mais palatáveis às crianças, prática criminosa que a Anvisa não consegue impedir que a indústria do fumo continue utilizando no cigarro comum.

Na falta de melhor alternativa, o cigarro eletrônico pode ser uma forma menos maligna de lidar com a dependência de nicotina. Mas é preciso criar com urgência uma legislação para lidar com ele.

Obstrução pulmonar crônica

A doença pulmonar obstrutivo-crônica (DPOC) é traiçoeira. Evolui silenciosa, durante anos ou décadas, mas, quando se manifesta, as limitações respiratórias são definitivas.

O primeiro sintoma é a falta de ar para correr, subir escadas ou ladeiras. Como a instalação é gradativa, as pessoas negam que lhes falta o ar, dizem que se cansam porque estão mais velhas ou fora de forma.

Com a progressão, entra em cena um cortejo de sintomas: tosse, secreção pulmonar, chiado no peito, respiração pesada e sensação de que o ar não chega ao fundo dos pulmões. Gripes e resfriados duram mais tempo, e podem evoluir com complicações bacterianas.

Mais tarde, tomar banho, subir alguns degraus ou amarrar os sapatos exigem repouso para recuperar o fôlego. As crises de exacerbação se tornam comuns, geralmente acompanhadas por pneumonias que requerem hospitalização.

É um problema grave de saúde pública. Um estudo realizado entre adultos com mais de quarenta anos mostrou que cerca de 10% apresentavam sinais de obstrução das vias aéreas de moderada intensidade, pelo menos. Nos últimos trinta anos, o número de mortes causadas pela doença duplicou.

O cigarro é, de longe, o maior culpado. O aumento da mortalidade entre as mulheres que começaram a fumar nos últimos trinta anos confirma a relação entre causa e efeito.

A exposição a poluentes industriais também é fator de risco, bem como o fogão a lenha das casas pobres, mal ventiladas.

O esforço respiratório para manter a oxigenação altera a forma do tórax (tórax em barril), retrai as costelas inferiores à inspiração e prolonga a fase de expiração.

O diagnóstico é feito pela espirometria, exame no qual o paciente faz expirações forçadas num tubo ligado a um aparelho que mede uma série de parâmetros relacionados com o fluxo de ar e a capacidade dos pulmões.

Para conter o declínio da função respiratória é essencial parar de fumar. A abstinência diminui a frequência das crises, melhora a qualidade de vida e reduz a mortalidade.

Nos casos mais graves, os sintomas podem ser aliviados com broncodilatadores administrados por inalação. Há broncodilatadores de ação rápida, ideais para alívio imediato, e outros de longa duração, cujo efeito pode persistir por 24 horas ou mais.

A inalação de corticosteroides é outra modalidade terapêutica capaz de melhorar a respiração e reduzir a frequência das crises em 15% a 20%.

Dois estudos avaliaram o papel da administração de oxigênio nos casos mais avançados. O primeiro comparou quinze horas diárias de oxigênio com um grupo-controle que não fez uso dele. No segundo, foi feita a comparação de dezoito horas diárias, com doze horas de uso por dia. Nos dois estudos, a mortalidade caiu 20%.

Quando há indicação de oxigenoterapia, a recomendação atual é de administrá-la por pelo menos dezoito horas diárias, inclusive durante o sono.

Os pacientes devem receber vacina contra a gripe todos os anos, bem como vacina contra o pneumococo. Fisioterapia para reabilitação pulmonar é indicada em todos os casos.

Os males do mundo

A mortalidade está em queda no mundo inteiro, exceto na Europa Oriental e em algumas partes da África.

Já aconteceu no passado. Entre nossos ancestrais australopitecíneos, que surgiram na África há 4,4 milhões de anos, a vida acabava depressa: para cada oitenta privilegiados que resistiam até os quinze anos, 79 morriam antes de completar trinta anos.

Entre os *Homo sapiens*, que viveram na Europa entre 44 mil e 10 mil anos atrás, metade dos que sobreviviam até os quinze anos chegava aos trinta.

Graças ao advento das vacinas, dos antibióticos, do saneamento básico e à qualidade da alimentação, a expectativa de vida no século xx duplicou em diversos países.

Fatores de risco como cigarro, consumo de álcool, sedentarismo, obesidade e nutrição inadequada, por via direta ou por ação indireta através da hipertensão arterial ou do diabetes, são os responsáveis pela maioria dos males que afligem as sociedades modernas.

1. Cigarro

A prevalência vem caindo nos países de língua inglesa, no norte e centro da Europa e na América Latina, tendência acompanhada da redução de mortes por câncer e doenças cardiovasculares. O aumento contínuo da mortalidade por câncer de pulmão entre as mulheres europeias reflete o fato de que em alguns países do Sul e do Leste Europeu mais de 40% das mulheres fumam.

Fumantes ativos e passivos pagam preço alto: 6,3 milhões de mortes anuais. Mais de 6% das doenças existentes no mundo atual são provocadas pelo cigarro. É a principal causa evitável de morte.

2. Consumo de álcool

Beber com moderação pode reduzir a incidência de problemas cardiovasculares e de diabetes, principalmente em pessoas com fatores de risco para essas enfermidades.

Ingerir quantidades exageradas num único dia, no entanto, além de provocar acidentes, aumenta o risco de complicações cardiovasculares e cirrose hepática.

Em países produtores de vinho, como Itália ou França, o consumo de álcool diminuiu nas últimas décadas, período em que duplicou na Dinamarca e Inglaterra, e aumentou em países asiáticos como Japão, China e outros.

O abuso de bebidas destiladas é a principal causa de doenças na Europa Oriental. Na Rússia e nos países da antiga União Soviética, ele é responsável por 30% a 50% das mortes de jovens e de homens de meia-idade.

3. Obesidade

Há associação clara entre obesidade e mortalidade geral. Ganhar peso aumenta o risco de diabetes, hipertensão, ataque cardíaco, derrame cerebral, câncer, insuficiência renal e artrite.

São poucos os países em que o peso médio dos habitantes não aumentou. A prevalência global da obesidade duplicou entre 1980 e 2008. Em valores absolutos, os maiores aumentos ocorreram nos Estados Unidos, seguidos por China, Brasil e México. A prevalência varia de 2% em Bangladesh a mais de 60% em algumas ilhas do Pacífico.

O excesso de peso é responsável por cerca de 3,4 milhões de mortes anuais. A ele também estão associadas patologias com baixas taxas de mortalidade, mas causadoras de períodos longos de incapacitação.

4. Nutrição e dieta

Estudos observacionais demonstram benefícios em reduzir a quantidade de sal, de açúcar e substituir as gorduras saturadas pelas poli-insaturadas. Dietas pobres em frutas, vegetais, grãos integrais, nozes, amêndoas e sementes acompanhadas de excesso de sal contribuem com 1,5% a 4% do total de doentes do mundo.

5. Atividade física

Já na década de 1950, os estudos mostravam os benefícios da atividade física. A energia gasta em movimento diminui drasticamente à medida que os países se urbanizam e se desenvolvem, fator que contribui decisivamente para o aumento das doenças degenerativas.

Está em curso um período de transição epidemiológica. O mundo sai da fase das mortes precoces por doenças infectocontagiosas para entrar em outra, caracterizada por maior longevidade, inversão da pirâmide populacional e alta incidência de doenças degenerativas.

Inteligência e indigência

Nutrição inadequada, infecções de repetição e indigência cultural comprometem o desenvolvimento do cérebro da criança.

Vamos à pobreza.

O cérebro é o órgão que mais consome energia. No recém-nascido, 87% das calorias ingeridas são consumidas por ele. Esse número cai para 44% aos cinco anos; 34% aos dez; 23% nos homens e 27% nas mulheres adultas.

As infecções parasitárias interferem com o equilíbrio energético, porque prejudicam a absorção de nutrientes e obrigam o organismo a investir energia na reparação dos tecidos lesados e na mobilização do sistema imunológico, para localizar e atacar os germes invasores.

As diarreias na infância têm custo energético especialmente elevado. Antes de tudo, por causa da alta prevalência: estão entre as duas principais causas de óbitos em menores de cinco anos; depois, porque dificultam a absorção de nutrientes.

Quadros diarreicos de repetição, durante os primeiros cinco anos de vida, podem privar o cérebro das calorias necessárias para o desenvolvimento pleno e comprometer para sempre o quociente intelectual (QI).

Diversos estudos demonstraram que infecções parasitárias e

QI trilham caminhos opostos. Um deles, realizado no Brasil pelo grupo de Jardim-Botelho, mostrou que crianças em idade escolar com ascaridíase apresentam uma performance mais medíocre nos testes de capacidade cognitiva. Naquelas parasitadas por mais de um verme intestinal, os resultados são piores ainda.

A hipótese de que as infecções parasitárias prejudicariam as faculdades intelectuais explica por que a média do QI aumenta rapidamente quando um país se desenvolve (efeito Flynn), por que o QI é mais alto nas regiões em que o inverno é mais frio (menos parasitoses) e por que, nos países pobres, os valores médios do QI são mais baixos.

Agora, à ignorância.

Aos três anos de idade, o cérebro da criança atingiu 80% das dimensões do adulto. Nessa fase, já existem 1000 trilhões de conexões entre os neurônios (sinapses), aparato essencial para que o desenvolvimento intelectual aconteça em sua plenitude.

Dos dezoito meses aos quatro anos de idade, a maturação do córtex pré-frontal acontece com velocidade máxima. Essa área, que coordena linguagem, resolução de problemas, comunicação, interações sociais e autocontrole, funções de altíssima complexidade, depende de estímulos cognitivos múltiplos e variados para formar novas sinapses e reforçar a arquitetura das já existentes.

Enquanto conversam, brincam, contam e leem histórias para os filhos, os pais os ajudam a construir as conexões necessárias para o pensamento bem articulado.

O estresse causado por ambientes domésticos conturbados interfere com a construção de novas sinapses, deixando falhas duradouras no cérebro infantil.

Estudos com ressonância magnética funcional mostram que existem diferenças marcantes entre as crianças mais pobres e as mais ricas, não apenas no córtex pré-frontal, mas também no hipocampo, área essencial para a memória e o aprendizado.

Estrutura cuja característica fundamental é a plasticidade, isto é, a capacidade de formar novas conexões neuronais para suprir as que se perderam ou nem chegaram a se formar, o cérebro adulto poderá se recuperar mais tarde. A reconstrução, no entanto, será um processo trabalhoso, lento e imperfeito. Alfabetizar pessoas de idade, ensinar-lhes um novo idioma e a linguagem dos computadores é possível, mas não é tarefa simples.

Sem minimizar o impacto da escolaridade e sua influência na formação do cérebro adulto, o papel da família é crucial. Vivam juntos ou separados, mães e pais que conversam, contam histórias, leem e criam um ambiente acolhedor promovem no cérebro dos filhos respostas hormonais e neuronais decisivas para o desenvolvimento pleno.

No Brasil, existem 38% de residências sem saneamento básico. Quase metade dos bebês nascidos anualmente pertence à classe E, que sobrevive com renda familiar abaixo de dois salários mínimos. Mais de 20% dos partos do sus são realizados em meninas de dez a dezenove anos.

Resistência múltipla

Vem de longe nossa mania de atribuir ao doente a culpa pela doença contraída.

A literatura ocidental é pródiga em casos de tuberculose entre virgens desiludidas e rapazes devassos. A julgar por esses relatos, no século xix, além da epidemia de paixões angelicais não correspondidas, a devassidão devia andar por toda parte, já que a doença dizimava um quarto da população europeia.

Em março de 1882, o bacteriologista alemão Robert Koch descreveu o BK, o bacilo que levaria seu nome. No manuscrito, que lhe deu o Nobel de 1905, ele dizia: "No futuro, a luta contra essa praga terrível não vai lidar com algo indeterminado, mas com um parasita tangível".

A era do tratamento, entretanto, seria inaugurada apenas em 1943, com a descoberta da estreptomicina, nos Estados Unidos.

Nos anos seguintes, foram descritos vários casos de cura, mas numa porcentagem significativa deles havia recaídas, causadas por bacilos resistentes ao antibiótico.

Em 1951, foi sintetizada a isoniazida. Na década que se seguiu, surgiram a pirazinamida, a rifampicina e o etambutol, drogas que melhoraram a eficácia do tratamento, sobretudo quando empregadas em combinações, para contornar o inconveniente da resistência. Mais tarde, o mesmo conceito seria aplicado ao câncer, à aids e a outras enfermidades infecciosas.

Diversos estudos acabaram por estabelecer o consenso de que a tuberculose deve ser tratada com a associação de isoniazida, rifampicina e mais uma ou duas drogas, administradas por no mínimo seis meses.

Apesar desses avanços, ainda é a doença infecciosa mais letal. No mundo todo, ocorrem anualmente 9 milhões de casos novos e 2 milhões de mortes.

A resistência ao tratamento nunca deixou de ocorrer. A estimativa da Organização Mundial da Saúde é de que, a cada ano, surjam 500 mil novas infecções por bacilos resistentes à isoniazida e à rifampicina, que constituem o núcleo central das associações. Menos de 1% desse contingente recebe a medicação adequada.

Causada por germes sensíveis ou resistentes, a tuberculose continuou a ser vista como um dos males ligados à pobreza, desnutrição e moradias insalubres, atributos que desinteressaram os governos dos países mais ricos e a indústria farmacêutica a investir na pesquisa de novos medicamentos e vacinas preventivas.

No início dos anos 1990, o aparecimento de tuberculose multirresistente com índices altos de letalidade, nos Estados Unidos, mudou o panorama. Nesses casos, o tratamento convencional baseado em esquemas contendo isoniazida e rifampicina, durante seis meses, é ineficaz.

Despertadas para a nova realidade, as autoridades sanitárias americanas consideraram que a simples pesquisa de BK no escarro, método tradicional de diagnóstico, devia ser considerada insuficiente para instituir o tratamento ideal. Seria necessário também semear o bacilo em caldo de cultura para analisar seus níveis de resistência, selecionar as drogas mais eficazes e prolongar a duração do tratamento.

Agora, vejam a complexidade do desafio. São 9 milhões de novos doentes por ano, a maioria dos quais em países com sistemas de saúde precários, em que a simples realização da pesquisa de BK (que consiste em corar o escarro e examiná-lo em microscópio comum) nem sempre está disponível. Como instituir a obrigatoriedade das culturas e testes de sensibilidade que exigem recursos financeiros, tecnologia e pessoal especializado? Uma das principais causas do aparecimento de resistência é a falta de aderência ao tratamento. Não é fácil convencer alguém a tomar remédio todos os dias durante meses, tarefa especialmente ingrata depois que os sintomas foram embora. Muito mais problemática é a aderência nos casos com resistência, nos quais a terapêutica deve ser mantida por um a dois anos, ou por tempo mais prolongado.

Embora os medicamentos empregados nos esquemas de rotina sejam baratos, os custos daqueles receitados para os bacilos multirresistentes são altos. Como países pobres arcarão com despesas tão altas sem auxílio internacional? Como impedir que bacilos multirresistentes se espalhem pelo mundo?

A conclusão é triste: a previsão de erradicar a tuberculose nas primeiras décadas do século XXI não passou de um sonho.

O fantasma de Bin Laden

Contarei uma história que parece mentira. Certa vez comecei assim a coluna em que descrevi o lance mais controvertido da caçada a Bin Laden: o da falsa campanha de vacinação de crianças paquistanesas contra a hepatite B.

A CIA tinha indícios de que o homem mais procurado do mundo viveria com os familiares em determinada área da cidade de Abbottabad, no Paquistão, mas desconhecia o local exato.

Para localizá-lo, a agência contou com a ajuda de um colaborador paquistanês, o médico Shakil Afridi, mais tarde preso em seu país por haver se mancomunado com agentes estrangeiros.

Em março de 2011, com a colaboração do dr. Afridi, técnicos de saúde americanos anunciaram uma campanha de vacinação gratuita contra a hepatite B. Para disfarçar o objetivo verdadeiro da empreitada, o programa foi iniciado num dos subúrbios mais pobres de Abbottabad.

Depois de administrar somente a primeira dose da vacina para os habitantes daquela área, os técnicos transferiram os equipamentos para uma clínica situada em outro bairro, justamente nas vizinhanças do local em que supunham encontrar Bin Laden.

O que os agentes americanos pretendiam era que as enfermeiras encarregadas de aplicar a vacina ao mesmo tempo colhessem amostras de sangue das crianças. De posse delas, seria feita a separação do DNA para compará-lo com aquele obtido de uma das irmãs de Bin Laden, falecida na cidade americana de Boston, em 2010.

Por meio dessa estratégia, esperavam identificar o DNA de um dos filhos do inimigo, para chegar com certeza ao endereço do pai.

É provável que o complô tenha tido êxito, porque as enfermeiras encarregadas de coletar sangue e administrar a vacina nos domicílios obtiveram permissão para entrar na área dos empregados que trabalhavam na residência do homem-alvo.

Essa história foi publicada no jornal *The Guardian*, na revista *Science* e confirmada em comunicado do governo americano à imprensa: "A campanha de vacinação foi parte de uma caçada ao maior terrorista do mundo, nada além disso. Foi uma vacinação verdadeira conduzida por profissionais da área médica. Esse tipo de ação não é realizado pela CIA todos os dias".

Diversas organizações internacionais protestaram contra o uso de serviços médicos com finalidades militares, para uma população necessitada. Diretores de faculdades de Saúde Pública nos Estados Unidos fizeram o mesmo.

No Paquistão, morrem de doenças que seriam prevenidas por vacinação 150 mil crianças por ano. A suspeição e a desconfiança dos paquistaneses em relação aos países ocidentais agravam o problema. Em 2007, clérigos extremistas muçulmanos lançaram boatos de que as vacinas contra a poliomielite oferecidas à população tinham o propósito de transmitir aids e esterilizar meninas muçulmanas. Como resultado, 24 mil famílias se recusaram a vacinar os filhos e algumas clínicas foram depredadas. Rumores falsos como esses têm sido espalhados por religiosos radicais na Nigéria, nos últimos dez anos.

As consequências do emprego de vacinas para fins militares foram graves. Habitantes das aldeias junto à fronteira entre Paquistão e Afeganistão expulsaram equipes que conduziam campanhas de vacinação verdadeira, acusando-os de espionagem. Com justificativa semelhante, líderes do Talibã proibiram a vacinação contra a poliomielite em diversas partes do país.

Finalmente, em dezembro do ano passado, nove vacinadores foram assassinados no Paquistão, acontecimento que obrigou a Organização Mundial da Saúde a retirar do país os funcionários envolvidos nesses programas.

Num sinal de que a violência se dissemina, em fevereiro deste ano dois pistoleiros metralharam dez profissionais que vacinavam crianças contra a poliomielite, na Nigéria.

Esses ataques não poderiam acontecer em momento mais inoportuno: a erradicação da paralisia infantil nunca esteve tão próxima. O número de casos mundiais caiu de 350 mil em 1988 para 650 em 2011. A doença persiste apenas no Paquistão, no Afeganistão e na Nigéria.

Os técnicos calculam que a desconfiança nesses países atrasará em vinte anos a erradicação da pólio. Nesse período, mais 100 mil crianças serão atingidas pela doença.

O fumo e a sobrevivência

Para quem gosta de morrer mais cedo, o cigarro é arma de eficácia incomparável. Ele reduz de tal forma a duração da vida que nenhuma medida isolada de saúde pública tem tanto impacto na redução da mortalidade quanto parar de fumar.

Acaba de ser publicado o levantamento mais completo sobre os índices de mortalidade em fumantes e ex-fumantes. Os dados foram colhidos entre 113752 mulheres e 88496 homens, de 25 a 79 anos de idade, acompanhados durante sete anos.

Em média, os fumantes consumiam mais álcool, tinham nível educacional mais baixo e índice de massa corpórea menor do que o dos ex-fumantes e daqueles que nunca fumaram.

Cerca de dois terços dos que foram ou ainda são fumantes adquiriram a dependência antes dos vinte anos, dado que explica o esforço criminoso da publicidade dirigida para viciar crianças e adolescentes.

As curvas de mortalidade revelaram que:

1. Continuar fumando encurta dez anos na vida da mulher e doze anos na vida do homem.

2. Comparado com os que nunca fumaram, o risco de morte de um fumante é três vezes maior. Mulheres correm riscos iguais aos dos homens, confirmando o adágio: "Mulher que fuma como homem, morre como homem".

3. Uma pessoa que nunca fumou tem duas vezes mais chance de chegar aos oitenta anos. Na mulher de hoje, a probabilidade de sobreviver até essa idade é de 70%, número que cai para 38% nas fumantes. Nos homens, esses valores são de 61% e 26%, respectivamente.

4. A diferença de sobrevida é explicada pela incidência mais alta de câncer, doenças cardiovasculares, doenças pulmonares obstrutivo-crônicas (como o enfisema) e outras enfermidades provocadas pelo fumo. As causas de morte mais frequentes são câncer de pulmão, infarto do miocárdio e derrame cerebral.

5. Na faixa de 25 a 79 anos de idade, cerca de 60% de todas as mortes são causadas pelo cigarro.

6. O risco de desenvolver doenças pulmonares obstrutivo-crônicas nas mulheres que fumam é 22 vezes mais alto; nos homens é 25 vezes maior.

Foi analisado também o impacto de parar de fumar na redução da mortalidade:

1. Quanto mais cedo alguém deixa de fumar, mais tempo vive.

2. As curvas de sobrevida dos que se livraram do cigarro entre os 25 e os 34 anos de idade são praticamente idênticas às dos que jamais fumaram. Parar nessa faixa etária faz ganhar pelo menos dez anos de vida.

3. As curvas dos que pararam dos 35 aos 44 anos são um pouco mais desfavoráveis. Ainda assim, largar de fumar nessa fase permite viver nove anos mais.

4. Comparados com os que nunca fumaram, ex-fumantes que

pararam ao redor dos 39 anos ainda apresentam mortalidade 20% mais alta. Embora significante, esse número é pequeno em relação ao risco 200% maior que correriam se continuassem fumando. **5.** Parar de fumar dos 45 aos 54 anos reduz dois terços da mortalidade geral e faz ganhar em média seis anos de vida. Os que o fazem entre 55 e 64 anos vivem em média quatro anos mais. **6.** O câncer de pulmão está associado ao maior risco de morte entre os ex-fumantes.

O fato de, nas últimas décadas, os fumantes terem aderido em massa aos chamados cigarros de baixos teores não alterou em nada a mortalidade. No caso das doenças pulmonares obstrutivas, que evoluem com falta de ar progressiva, foi até pior: a incidência mais do que duplicou, desde a década de 1980.

A explicação se deve às mudanças que a indústria introduziu na produção de cigarros: o uso de variedades de fumo geneticamente selecionadas para reduzir o pH da fumaça, o emprego de papel mais poroso e filtros com mais perfurações tornaram as inalações menos aversivas, mais profundas e prolongadas, expondo aos efeitos tóxicos grandes extensões do tecido pulmonar.

Como o cigarro perde espaço no mundo industrializado, e em países como o Brasil, as multinacionais têm agido com agressividade nos mercados asiáticos e africanos, valendo-se da falta de instrução das populações mais pobres e da legislação frouxa que permite a publicidade predatória.

Os epidemiologistas estimam que essa estratégia macabra fará o número de mortes causadas pelo cigarro — que foi de 100 milhões no século xx — saltar para 1 bilhão no século atual.

PARA UMA
VIDA SAUDÁVEL
2

Começo de ano

Em fim de ano, é impossível resistir às tentações à mesa.
De um lado, a ânsia de nos reunirmos com familiares e amigos como se nunca mais fôssemos vê-los; de outro, a farra das bebidas e comidas e a indulgência que arrebata nosso espírito nessa época do ano.
Quando a festa acaba e é preciso afrouxar o cinto da calça, bate o arrependimento e nos enchemos de intenções frugais. Infelizmente, é respeitável a chance de que os quilos adquiridos fiquem incorporados em nossa silhueta.
Além da vida sedentária, conspiram contra a perda de peso:

1. Toda vez que os depósitos de gordura diminuem, o cérebro entende que a vida está sob ameaça e ajusta o metabolismo para repor a gordura perdida;
2. A armadilha dos alimentos *fat free*.

Nos anos 1970, ganharam força os estudos sobre a relação entre dietas ricas em gorduras saturadas, colesterol e doenças cardiovasculares.
As orientações dietéticas foram resumidas na famosa pirâmide alimentar, em cuja base ficavam os carboidratos — que poderiam

ser consumidos à vontade —, bem no topo as carnes e as gorduras, em relação às quais a recomendação era de parcimônia monástica.

A indústria respondeu recheando as prateleiras dos supermercados com produtos "livres de gordura". Para compensar o gosto insípido, acrescentaram açúcar em tudo.

A substituição de gordura por açúcar armou o cenário para a epidemia de obesidade. Mais de 70% dos norte-americanos estão acima do peso ou são obesos. Caem nessa faixa 52% dos brasileiros. No México, a prevalência já ultrapassa a dos americanos.

Na esteira da obesidade, vieram as epidemias de diabetes tipo 2, hipertensão arterial, câncer, doenças cardiovasculares, problemas ortopédicos e outras enfermidades que encurtam a vida e sobrecarregam os serviços de saúde.

Os conhecimentos adquiridos nos últimos vinte anos permitem abandonar a ideia simplificada de que gorduras fazem mal e carboidratos fazem bem.

Embora altamente calóricas (1 g = 8 kcal), há gorduras benéficas: óleo de oliva e outros óleos vegetais, os óleos contidos em nozes, amêndoas, castanha-de-caju e amendoim, por exemplo, não aumentam o colesterol e protegem o coração. As restrições recaem sobre a gordura animal, assim mesmo quando ingerida em excesso.

Em relação aos carboidratos, o problema é mais intricado. Açúcares são carboidratos simples digeridos rapidamente, enquanto os farináceos são carboidratos complexos que sofrem digestão mais lenta. A exceção fica por conta dos carboidratos refinados: arroz branco, farinha de trigo, pão branco, biscoitos, alimentos dos quais foram retiradas as fibras e que são digeridos como se fossem açúcares.

Os chineses sempre comeram muito arroz, mas eram magros porque andavam a pé. Hoje, a obesidade virou agravo de saúde pública.

Sejam simples ou complexos, o produto final da digestão dos carboidratos é a molécula de glicose, que vai servir de combustível às células.

A forma de identificarmos os carboidratos mais saudáveis é através do índice glicêmico, calculado pela capacidade de um alimento ser transformado em glicose, em comparação com a da glicose pura (índice 100) ou do pão branco (71).

Apresentam níveis glicêmicos altos: batata, arroz branco, biscoitos, sucos, a maioria dos doces e dos alimentos industrializados. Índices mais baixos são encontrados na maçã, cenoura, feijão, leite desnatado, macarrão, lentilha, amendoim, castanha-do-pará e outros.

Ao lado dos índices glicêmicos que medem a velocidade de formação da glicose, há que considerar a carga glicêmica, que avalia a quantidade de glicose formada a partir de cada porção. Por exemplo, o melão tem índice glicêmico alto, mas carga glicêmica baixa porque boa parte da fruta é água.

Para quem pretende perder peso, o pior dos mundos é passar os dias sentado e adotar dietas com índices glicêmicos e cargas glicêmicas elevadas, porque, para metabolizar a glicose formada, o pâncreas precisa produzir insulina. Quantidades maiores de açúcar forçam a liberação de doses excessivas de insulina, que podem causar hipoglicemia e retorno rápido da fome.

Ao contrário, refeições com cargas glicêmicas baixas e gorduras saudáveis retardam o aparecimento dela.

Os suplícios da carne

A carne vermelha é o suspeito habitual. Volta e meia, surgem inquéritos populacionais que a acusam de provocar ataques cardíacos, derrames cerebrais, câncer e outros achaques não menos populares.

Com o tempo, a análise crítica desses estudos contesta essas acusações e o assunto sobrevive apenas no lixo que se amontoa na internet. Ao constatar que os cientistas se contradizem, a população não sabe o que pensar.

Um relatório da Organização Mundial da Saúde (oms), divulgado na última semana de outubro de 2015, joga mais lenha nessa fogueira.

Depois de avaliar mais de oitocentos trabalhos publicados, um painel de 22 especialistas da Agência Internacional de Pesquisas sobre o Câncer (Iarc) ouvidos pela oms concluiu que o consumo de carnes processadas — salsicha, linguiça, bacon, salame, presunto, mortadela — está associado a um pequeno aumento no risco de câncer de cólon e reto.

E, em menor grau ainda, ao risco de câncer de próstata e de pâncreas.

Como consequência, a carne processada foi colocada no Grupo 1, categoria que reúne fatores em relação aos quais há "evidências suficientes" de que podem causar câncer.

Pertencem a esse grupo tabaco, asbesto, álcool, radiações solares e poluição.

Quanto à carne vermelha — caracterizada como a musculatura de bois, carneiros, porcos, cabritos e outros —, o painel foi bem mais cauteloso: trata-se de um alimento "provavelmente" carcinogênico, conclusão baseada em "evidências limitadas".

A agência afirmou categoricamente que as carnes processadas, o cigarro, o álcool e os demais componentes do grupo 1 não são farinha do mesmo saco: "Isso NÃO quer dizer que esses fatores de risco sejam igualmente perigosos".

Lógico que não são. O cigarro aumenta vinte vezes o risco de câncer de pulmão e causa 1 milhão de mortes anuais por câncer, no mundo todo. Ao consumo excessivo de álcool são atribuídas 600 mil mortes por ano; aos efeitos da poluição, 200 mil.

E ao consumo de carne processada?

Segundo o relatório, o risco aumenta 18% para cada 50 g ingeridos diariamente. Segundo as estimativas mais recentes do *Global Burden of Disease Project*, dietas ricas em carnes processadas seriam responsáveis por 34 mil mortes anuais por câncer, entre os 7 bilhões de habitantes do planeta.

Veja o caso dos Estados Unidos, país com uma das maiores incidências de câncer de cólon e reto e taxas mais elevadas de consumo per capita de carnes processadas.

A probabilidade de um americano desenvolver esse tipo de câncer no decorrer da vida é estimada em 5%. Se ingerir 50 g de carne processada todos os dias, o aumento de 18% faria o risco crescer para 5,9%. Se comer 100 g diários, acrescentará mais 18% aos 5,9%, ou seja, passará a correr risco de 6,9%.

Submeter carne a altas temperaturas, ao contato direto com as chamas, com o calor das chapas e do óleo fervente ou à defumação facilita a formação de certas aminas e hidrocarbonetos aromáticos reconhecidamente carcinogênicos, há muitos anos. A classificação da Iarc se refere apenas à qualidade dos dados acumulados, não à magnitude do risco.

Em outras palavras, parece haver evidências sólidas de que dietas ricas em carnes processadas estejam associadas a um pequeno aumento da probabilidade de desenvolver câncer de cólon e reto, mas calcular o risco de cada um de nós é impossível.

Digo parece que há evidências porque não existe consenso entre os epidemiologistas. Não houve unanimidade sequer entre os 22 especialistas do painel da Iarc: sete deles se abstiveram de votar a favor das conclusões, por não estarem convencidos da qualidade das evidências apresentadas ou não concordarem com elas.

É possível que o consumo exagerado de carne seja um dos múltiplos fatores para explicar a prevalência de câncer de intestino nos Estados Unidos, na Comunidade Europeia e na Austrália, mas o efeito é pequeno. Na Inglaterra, por exemplo, não há evidências concretas de que os vegetarianos tenham risco mais baixo desse tipo de câncer. Se o leitor quiser reduzir o risco de câncer e de outras doenças, recomenda-se não fumar de jeito nenhum, beber pouco, fazer exercícios, não engordar, comer quatro ou cinco porções de frutas e vegetais todos os dias, e não fugir dos prazeres da carne, sem exageros.

Lanchinho de avião

A comissária de bordo pede para afivelarmos os cintos e desligarmos os celulares. O comandante avisa que a decolagem foi autorizada, a aeronave ganha velocidade na pista e levanta voo.

Pela janela, São Paulo vira um paliteiro de prédios espetados um ao lado do outro. Um pouco mais à frente, a periferia inchada, com ruas tortuosas e casas sem reboque, abraça o centro da cidade como se fosse esganá-lo.

Em poucos minutos, ouve-se um som agudo, sinal de que os computadores podem ser ligados. Junto à porta de entrada, as comissárias se levantam e preparam o carrinho de lanches.

De fileira em fileira, perguntam o que cada passageiro deseja beber. No carrinho, acotovelam-se latas de refrigerantes, a garrafa de café e uma infinidade de pacotes de sucos mais doces do que o sorriso da mulher amada. O rapaz à minha direita prefere suco de manga; o da esquerda quer um de pêssego. Agradeço, não quero nada. A moça estranha: "Nada, mesmo?".

Em seguida, ela nos estende a mão que oferece um objeto ameaçador, embrulhado em papel branco. Em seu interior, um pão adocicado cortado ao meio abriga uma fatia de queijo e outra retirada do peito de um peru improvável.

No reflexo, encolho as pernas. Se, porventura, um embrulho

daqueles lhe escapa da mão e cai em meu pé, adeus carreira de maratonista.

Espremidos em assentos planejados para anões que venceram campeonatos mundiais de baixa estatura, meus companheiros de infortúnio aceitam o sanduíche emborrachado que jamais faria a travessia do esôfago, não fosse o auxílio providencial de dois goles de líquido a cada porção mastigada.

O comandante informa que em Belo Horizonte o tempo é bom e que nosso voo terá duração de quarenta minutos. São dez e meia, é pouco provável que os circunstantes tenham saído de casa em jejum.

O que os leva a devorar no meio da manhã quinhentas calorias adicionais, com gosto de isopor? Qual é o sentido de servir comida em voos de quarenta minutos?

Cerca de 52% dos brasileiros com mais de dezoito anos sofrem com o excesso de peso, taxa que nove anos atrás era de 43%. Já caíram na faixa da obesidade 18% de nossos conterrâneos.

Os que visitam os Estados Unidos ficam chocados com o padrão e a prevalência da obesidade. Lá, a dieta e a profusão de alimentos consumidos até em elevadores conseguiram a proeza de engordar todo mundo; não escapam japoneses, vietnamitas nem indianos.

As silhuetas de mulheres e homens com mais de 120 kg pelas ruas e shopping centers deixam claro que existe algo profundamente errado com os hábitos alimentares do país.

Nossos números mostram que caminhamos na esteira deles. Chegaremos lá, é questão de tempo; pouco tempo.

A possibilidade de ganharmos a vida sentados na frente do computador, as comodidades da rotina diária e a oferta generosa de bebidas e alimentos industrializados repletos de gorduras e açúcares, que nos oferecem a toda hora, criaram uma combinação perversa que conspira para o acúmulo de gordura no corpo.

Os que incorporaram as quinhentas calorias em excesso no caminho para Belo Horizonte só o fizeram porque o lanche lhes foi servido. Milhões de anos de evolução, num mundo com baixa disponibilidade de recursos, ensinaram o corpo humano a comer a maior quantidade disponível a cada refeição, única forma de sobreviver aos dias de jejum que fatalmente viriam.

Engendrado em tempos de miséria, o cérebro humano está mal adaptado à fartura. A saciedade à mesa só se instala depois de ingerirmos muito mais calorias do que as necessárias para cobrir os gastos daquele dia. A seleção natural nos ensinou a não desperdiçá-las, o excesso será armazenado sob a forma de gordura.

O tecido gorduroso não é um reservatório inerte; produz hormônios, libera mediadores químicos que interferem com o metabolismo e o equilíbrio entre fome e saciedade. E, o mais grave, dá origem a um processo inflamatório crônico que aumenta o risco de doenças cardiovasculares, diabetes, vários tipos de câncer e de outros males que infernizam e encurtam a vida moderna.

Por essas e outras razões, caríssimo leitor, é preciso olhar para a comida como fazemos com a bebida: é bom, mas em excesso faz mal.

Gordura no fígado

Transformar o próprio fígado em patê é doença silenciosa que segue na esteira da epidemia de obesidade. Durante décadas, o acúmulo de gordura no fígado foi considerado apenas uma das complicações do alcoolismo. Os que negavam o uso abusivo de álcool eram tidos como mentirosos, preconceito só abalado quando os americanos descreveram casos semelhantes em crianças obesas.

Em 1980, o patologista Jurgen Ludwig, da Mayo Clinic, criou a sigla NASH (*non-alcoholic steatohepatitis*). NASH é o preço que nossos fígados pagam pelo excesso de calorias ingeridas na vida sedentária que levamos.

A esteato-hepatite não alcoólica se tornou uma epidemia entre os norte-americanos, campeões mundiais de obesidade, invadiu a América Latina, a Europa, o Oriente Médio e a Ásia. Chegou até às populações rurais da Índia.

Apesar de incertas, as estatísticas estimam que 20% a 30% dos americanos adultos armazenem gordura em excesso no fígado. Embora tais depósitos sejam geralmente benignos, um em cada três de seus portadores desenvolverá esteato-hepatite, condição que os levará à cirrose, insuficiência hepática e câncer de fígado.

NASH já é a segunda causa de transplantes hepáticos. Graças

aos tratamentos de alta eficácia para a hepatite C existentes hoje, em breve chegará ao primeiro lugar.

Os ácidos graxos ingeridos na dieta caem na corrente sanguínea e chegam ao fígado, de onde são encaminhados para outros órgãos, função comparável à dos guardas de trânsito. Só uma pequena parte dessa gordura ficará armazenada nas células hepáticas (hepatócitos). Dos catorze quilos de gordura existentes no corpo de um homem de 70 kg, apenas 125 gramas estão alojados no fígado.

Em algumas pessoas, entretanto, a quantidade excessiva de calorias ingeridas provoca um aumento tão expressivo dos triglicérides que o órgão fica sobrecarregado e não consegue se livrar deles. Como consequência, há acúmulo de gordura no interior dos hepatócitos.

Além desse mecanismo, ocorrem dois outros. Primeiro: as células do tecido gorduroso (adipócitos) liberam continuamente seu conteúdo, aumentando a sobrecarga. Segundo: paradoxalmente, o próprio fígado aumenta a síntese de gorduras; nas esteato-hepatites, o órgão produz três vezes mais gordura do que o normal.

Entre as diversas modificações metabólicas resultantes, a mais relevante é a de resistência à insulina, o hormônio produzido pelo pâncreas, que bloqueia a liberação de ácidos graxos dos adipócitos, entre outras funções.

Essas alterações dão origem a um processo inflamatório crônico, no decorrer do qual os hepatócitos incham — chegam a dobrar de tamanho. Nos espaços existentes entre eles surge um tecido cicatricial rico em colágeno, que ao progredir destrói gradativamente os hepatócitos e enrijece o órgão (fibrose), levando-o ao estágio de cirrose e suas complicações: câncer hepático, falência e morte.

Cerca de 52% dos brasileiros carregam excesso de peso ou são obesos. Não haverá fígados suficientes para transplantar os que desenvolverem falência hepática.

Obesidade pré-natal

No Brasil, mais da metade da população está acima do peso. A obesidade é uma epidemia mundial que se dissemina rapidamente. Diabetes do tipo 2 caminha na esteira do excesso de peso; se continuarmos nesse passo, em 2030 haverá 500 milhões de casos no mundo inteiro. Os estudos mostram que a prevenção à obesidade deve começar cedo. Mulheres obesas, ao engravidar, tendem a ganhar mais peso, a ter dificuldade de emagrecer depois do parto e a engordar em gestações futuras.

O feto também sofre as consequências do excesso de peso materno. Entre elas:

1. Ganho excessivo de peso na gravidez aumenta o risco de diabetes gestacional, que afeta o crescimento, o metabolismo e a adiposidade fetal.

2. Se o bebê for do sexo feminino, ao crescer com tendência à obesidade, repetirá o ciclo ao engravidar.

3. O período pré-natal e o primeiro ano depois de dar à luz são cruciais para reduzir a obesidade entre as mulheres e preveni-la nas crianças. Em animais, perturbações dietéticas, hormonais e mecânicas nessas fases induzem distúrbios irreversíveis na adiposidade e no metabolismo da vida adulta.

4. Estudos epidemiológicos identificaram os seguintes fatores pré-natais associados ao risco de obesidade na infância e na vida adulta: mães que fumaram durante a gravidez, depressão antes do parto, diabetes gestacional, estresse psicológico (como reflexo da exposição fetal aos glucocorticoides) e até alterações do DNA do cordão umbilical.

5. Ganho rápido de peso nos primeiros três a seis meses de vida aumenta o risco de obesidade e de doença cardiovascular na vida adulta. A lactação não explica inteiramente essas alterações, já que os bebês amamentados no peito materno tendem a ganhar mais peso do que os demais.

6. Bebês alimentados com leite em pó, que começam a comer sólidos antes dos quatro meses, apresentam risco seis vezes mais alto de se tornarem obesos aos três anos de idade. A idade ideal para a introdução de sólidos parece estar entre os quatro e os seis meses.

7. Nosso corpo contém dez vezes mais bactérias do que células. O intestino do feto é estéril, mas, ao nascer, é colonizado na passagem pelo canal de parto. Crianças nascidas de cesariana correm risco mais alto de se tornarem obesas.

8. Está bem documentado que dois fatores pré-natais (ganho de peso materno e fumo durante a gravidez) e dois pós-natais (período mais curto de amamentação e menos horas de sono) estão associados à obesidade infantil.

Um estudo com crianças em idade escolar mostrou que filhos de mães que não fumaram nem ganharam peso excessivo durante a gravidez, amamentados no peito por pelo menos doze meses, período no qual dormiam por doze ou mais horas por dia, apresentavam 6% de prevalência de obesidade, contra 29% nas crianças em que os quatro fatores estavam na condição oposta.

9. Fatores raciais e socioeconômicos alteram o risco de obesidade na criança. Nos filhos de negros e brancos mais pobres, o risco é mais alto. A prevenção da obesidade deve começar no período pré-natal e nos primeiros meses de vida, muito mais cedo do que imaginávamos.

Reclama pro bispo

Os brasileiros não param de engordar.

Estão acima do peso 52% dos adultos (eram 43%, em 2006).

São classificados como obesos 17% (eram 11%, em 2006).

O futuro não parece promissor: um terço das crianças de cinco a nove anos tem excesso de peso.

A seguirmos nessa toada, daqui a pouco empataremos com os norte-americanos. Lá, três em cada quatro adultos carregam sobrepeso. Mais de 30% da população cai na faixa da obesidade.

Enquanto as medidas para conter a epidemia no Brasil têm sido tímidas, faz tempo que os Estados Unidos declararam guerra às cadeias de fast-food, aos alimentos processados, às gôndolas dos supermercados, aos refrigerantes, às cantinas escolares, às porções gigantescas dos restaurantes e às tecnologias que mantêm crianças e adultos sentados o dia inteiro: TV, video games, internet, computadores.

Guerra perdida. Projeções estimam que, em 2030, cerca de 50% dos cidadãos daquele país cairão na faixa de obesidade, isto é, terão índice de massa corpórea (IMC = peso/altura $\times$ altura) acima de trinta.

Teoricamente, o problema da obesidade pode ser resumido

numa equação singela: quem ingere mais calorias do que gasta, ganha peso; quem faz o oposto, emagrece.

Seria ridículo negar que a agitação e as comodidades da vida moderna, a publicidade, a disponibilidade e o baixo custo de alimentos altamente calóricos conspiram a favor da disseminação da epidemia, mas jogar em fatores ambientais a culpa pela gordura que você acumulou no abdômen não vai ajudá-lo a evitar as complicações da obesidade.

O McDonald's, as padarias, os fabricantes de doces, chocolates, refrigerantes, cervejas e sucos adocicados são comerciantes interessados no lucro, como os demais. Em busca dele, vendem o que os fregueses gostam de consumir, não têm o poder de empurrar calorias goela abaixo dos transeuntes. As pessoas é que entram em seus estabelecimentos e escolhem as mercadorias.

O dia em que todos tivermos poder aquisitivo e a consciência de que dietas ricas em vegetais, com quantidades moderadas de carboidratos e gorduras, são mais saudáveis, e agirmos de acordo com essa convicção, eles mudarão a composição de seus produtos ou cairão fora do mercado.

A responsabilidade não é só deles, é nossa. Assumi-la é o primeiro passo para enfrentar a obesidade. A única exceção é a das crianças, que ainda não amadureceram o suficiente para resistir à tentação dos comerciais de tv e das ofertas das cantinas escolares, muito menos à orgia de balas, bombons e biscoitos recheados que guardamos no armário de casa.

Há carros que fazem vinte quilômetros com um litro de gasolina, enquanto outros não chegam a dez. Da mesma forma, existem organismos que consomem muita energia para manter as funções vitais (circulação, respiração, digestão, atividade cerebral etc.); outros são mais econômicos, capazes de executá-las com menor gasto energético.

Estes engordam só de pensar no bolo de chocolate; aqueles

podem comer à vontade, são os "magros de ruim" (se os gordinhos pudessem, esganariam todos).

É justo? Lógico que não, a natureza é injusta e impiedosa. Se você vive revoltado com seu metabolismo, vai fazer o quê? Reclamar pro bispo? Xingar a mãe dos que te conceberam? O corpo humano é uma máquina construída para o movimento. Se você precisa ou faz questão de passar o dia sentado, a liberdade à mesa fica comprometida.

Se no seu dia não sobra um minuto para fazer exercício, você está vivendo errado, está deixando de levar em consideração seu bem mais precioso: o corpo.

Enquanto não dá um jeito nessa vida miserável, aumente a atividade física no local em que estiver: suba escada, fale ao telefone dando volta na mesa, alongue os caminhos a pé, abaixe e levante o tempo inteiro, não ande a passos de lesma. No começo, vão achar que você perdeu o juízo, mas o povo se acostuma.

Sejamos claros: a medicina não sabe tratar obesidade. Descontados os conselhos dietéticos ou as cirurgias bariátricas indicadas para os casos extremos, quase nada temos a oferecer.

Se os médicos não dispõem da pílula mágica, a responsabilidade com o peso e a sobrevivência é individual. É cada um por si e Deus por ninguém, porque gula é um dos pecados capitais.

MALES DA VIDA
E DO TEMPO

Dor ciática

O povo chama de ciática qualquer dor nas pernas e na região lombar.

As fibras nervosas que emergem entre a quarta e a quinta vértebras lombares (L4 e L5) e a primeira e segunda sacrais (S1 e S2) saem da pélvis na direção do membro inferior, na forma de um tronco nervoso: o nervo ciático, o maior do organismo.

Qualquer distúrbio ao longo do percurso desse tronco pode dar origem à dor ciática. Os mais comuns são rupturas ou artrites nos discos intervertebrais que ficam entre L4 e L5 e entre L5 e S1, processos que comprimem as raízes emergentes nessas alturas.

A prevalência da dor ciática na população é ao redor de 40%. Costuma acometer mulheres e homens a partir da quarta ou quinta década de vida.

A dor pode instalar-se de forma abrupta ou lenta. É geralmente unilateral, mas pode ocorrer bilateralidade, quando existe herniação ou surgem processos inflamatórios do disco com compressão da medula.

Nos casos mais típicos, ela se irradia ao longo da faixa que vai da parte média ou inferior da nádega à região dorsolateral da coxa (compressão da raiz em L5), à posterior da coxa (compressão em S1) ou à anterolateral da coxa (compressão em L4).

Se chegar abaixo do joelho, sua localização obedecerá à distribuição superficial das raízes sensitivas que acompanham a raiz nervosa afetada.

Quando a dor nas costas e no trajeto do ciático aumenta ao tossir, espirrar ou ao estender o membro inferior, há suspeita de ruptura do disco. Fraqueza na perna ocorre em menos da metade dos casos. Podem surgir sensações de formigamento e perda de sensibilidade nas áreas acometidas.

O sinal clínico mais caraterístico é o de Lasegue: com o paciente deitado de costas, elevamos o membro inferior estendido para formar um ângulo de trinta a setenta graus com a superfície. O sinal é positivo quando a dor aumenta.

Nos casos típicos, não há necessidade de exames de imagem ou de eletromiografia.

Quando o quadro é mais persistente, a ressonância magnética ajuda a esclarecer sua origem.

A dor regride espontaneamente na maioria das vezes. Um terço das pessoas fica livre dela em duas semanas. Nas demais, pode durar mais tempo, até três meses.

Embora o repouso seja recomendado de rotina, não há evidências de que traga benefícios nos casos em que há possibilidade de movimentação.

O objetivo do tratamento é o controle da dor por meio de fisioterapia e medicamentos.

Anti-inflamatórios, derivados da cortisona, antiepiléticos, relaxantes musculares e analgésicos podem ser úteis, mas seus efeitos variam muito de uma pessoa para outra.

Ioga, acupuntura, estimulação elétrica e manipulações da coluna apresentam resultados imprevisíveis e, às vezes, contraditórios.

A cirurgia provoca alívio mais rápido e acelera a recuperação motora, mas só está indicada quando existe hérnia de disco com compressão importante do canal medular ou quando as dores são mais persistentes.

O momento ideal para a indicação cirúrgica não está bem definido.

Luto

A perda de um ente querido é das experiências mais dolorosas. Nossa identidade e o senso de pertencer a um grupo são inseparáveis daqueles que nos cercam. Quando um deles se vai, deixa um espaço vazio na rede social que nos dá suporte e cria uma sensação de isolamento.

Estar de luto abala a integridade do psiquismo e provoca sintomas fisiológicos que evoluem com o passar do tempo. Finalmente, a medicina e a psicologia têm procurado estudá-los, nos últimos anos. O *The New England Journal of Medicine* traz uma revisão sobre o tema.

O luto tem uma fase aguda que envolve respostas à separação e ao estresse. É caracterizada por saudades, sentimentos de perda, tristeza, pensamentos e imagens da pessoa falecida. Ouvir a voz, ver e sentir sua presença podem representar formas de alucinações benignas, sem significado psicopatológico.

Nessa fase, a pessoa acometida pelo luto costuma sentir confusão a respeito de sua própria identidade e de seu papel no ambiente social, tendência a afastar-se das atividades habituais, desesperança e diferentes graus de apatia. Os sintomas incluem ansiedade, disforia, raiva e depressão, associados a alterações fisiológicas: taquicardia, aumento da pressão arterial, da produção dos hormônios envolvidos no estresse, distúrbios de sono e deficiência imunológica.

No período que se segue ao falecimento do ente querido, aumenta o risco de infarto do miocárdio, das cardiopatias de estresse, de distúrbios de humor e ansiedade e do abuso de drogas lícitas ou não.

Em seguida, vem a fase de adaptação, caracterizada por alternâncias imprevisíveis entre aceitação e emoções negativas. A intensidade do luto diminui gradativamente com o passar dos meses, embora os sintomas possam voltar em momentos de dificuldade e em ocasiões especiais — aniversários, Natal.

Pensamentos e comportamentos característicos da falta de adaptação e desgostos da vida cotidiana podem interromper os mecanismos adaptativos e provocar regressão à fase aguda.

Quando surgem as complicações classificadas como "distúrbio de luto prolongado", o quadro persiste por períodos mais longos do que as normas sociais consideram aceitáveis e comprometem as atividades diárias. A prevalência dessa condição na população mundial é de 2% a 3%.

Essas porcentagens aumentam para 10% a 20% na perda de uma parceria romântica, e atingem os valores mais elevados entre os pais que perderam filhos. A probabilidade aumenta no caso de mortes súbitas e diminui quando a perda é de um dos pais, avós ou amigos próximos. O grupo mais sujeito ao luto prolongado é o das mulheres acima de sessenta anos.

Estudos neuropsicológicos realizados nesses casos revelam anormalidades nos neurônios conectados ao sistema de recompensa, à memória autobiográfica e nas redes que regulam as emoções e as funções neurocognitivas.

As complicações do luto estão associadas a distúrbios do sono, abuso de drogas, ideações suicidas, depressão da imunidade, doenças cardiovasculares e dificuldade para seguir tratamentos de outros problemas de saúde, como hipertensão ou diabetes.

A característica principal é a tristeza profunda e prolongada, acompanhada de pensamentos insistentes ou imagens da pessoa falecida, raiva, sentimento de culpa, descrédito e inadequação para aceitar a realidade. Enquanto alguns procuram evitar situações que lhes tragam a lembrança da perda, há os que se apegam às roupas e objetos da pessoa que se foi.

Frustrados por não conseguir ajudar, amigos e parentes se afastam, aumentando a sensação de isolamento e a crença de que a felicidade só era possível na companhia do ente querido, que não está mais neste mundo.

O tratamento de escolha é a psicoterapia, de preferência conduzida por especialistas em lidar com situações de luto, profissionais difíceis de encontrar. O objetivo da terapia é restaurar a autoconfiança, o entusiasmo para planejar o futuro e ajudar a pensar na morte sem evocar culpa, revolta ou ansiedade.

O papel dos antidepressivos é controverso, porque faltam estudos bem conduzidos. A maioria dos psiquiatras, no entanto, procura prescrevê-los em conjunto com a psicoterapia. Embora limitada, a experiência sugere que os resultados são melhores com a associação de terapia e medicamentos.

Causas da incapacitação

A Organização Mundial da Saúde (OMS) listou as dez principais causas de incapacitação no mundo.

Em ordem decrescente do número de anos de atividade perdidos por causa das limitações físicas e mentais impostas por uma enfermidade, são elas:

1. Depressão: 76,4 milhões de anos perdidos ou 10,5% do total de anos perdidos pela somatória de todas as enfermidades.

2. Dores nas costas e na coluna cervical: 53,9 milhões de anos perdidos; 7,3% do total.

3. Anemia por deficiência de ferro: 43,6 milhões de anos perdidos; 5,9% do total.

4. Doenças pulmonares crônicas: 30,7 milhões de anos perdidos; 4,2% do total.

5. Transtornos causados pelo uso de álcool: 27,9 milhões de anos perdidos; 3,8% do total.

6. Transtornos de ansiedade: 27,6 milhões de anos perdidos; 3,7% do total.

7. Diabetes: 22,5 milhões de anos perdidos; 3% do total.

8. Perda de audição: 22 milhões de anos perdidos; 3% do total.

9. Traumatismos por quedas: 20,4 milhões de anos perdidos; 2,8% do total.
10. Enxaqueca: 18,5 milhões de anos perdidos; 2,5% do total.

Principal causa do número de anos de vida perdidos por morte ou pelo convívio com a enfermidade, a depressão acomete cerca de 350 milhões de pessoas no mundo, número que certamente subestima o total de casos.

O fato de persistir por vários anos, a alta prevalência e a distribuição ubíqua pelos cinco continentes explicam os 76,4 milhões de anos perdidos por incapacidade física (YLD).

Quando consideramos as mortes por depressão somadas aos anos perdidos por incapacidade (DALYS), a depressão fica em nono lugar, atrás das enfermidades cardiovasculares, acidentes vasculares cerebrais, aids, violência urbana e outras.

Ao contrário destas, no entanto, quadros depressivos padecem de falta de diagnóstico, preconceito social, estigma, tratamentos ineficazes ou inadequados e serviços de saúde mental precários.

Segundo a OMS, praticamente a metade da população da Terra vive em países com um a dois psiquiatras para cada 100 mil habitantes.

O Afeganistão foi o país que relatou a prevalência mais elevada da doença: 22,5% do total de anos perdidos. As guerras constituem fatores de risco reconhecidos, da mesma forma que a violência doméstica e os abusos sexuais na infância. O país tem 0,16 psiquiatra para cada 100 mil habitantes.

Na China, a prevalência é de 3,02%, número baixo provavelmente explicado pela forma como a doença é diagnosticada no país. Pessoas deprimidas frequentemente se queixam de cefaleia, alterações do sono e dores no corpo, sintomas que fogem dos critérios geralmente usados para diagnóstico, que se restringem à tristeza, falta de motivação e fadiga.

Na Suíça, a prevalência é de 6,16%. O país tem 41,42 psiquiatras para cada 100 mil habitantes e oferece assistência médica universal.

Os estudos mostram que, mesmo num cenário favorável como esse, os tratamentos mais eficazes conseguem reduzir apenas de 10% a 30% dos níveis de incapacidade.

Calores femininos

O sofrimento da menopausa pode durar mais do que você esperava.

A chegada da menopausa é a fase das ondas de calor alternadas com arrepios de frio, diminuição da libido, ressecamento e flacidez da pele, queda de cabelo, astenia — diminuição da força física —, secura vaginal, irritação, instabilidade emocional, depressão e ansiedade.

Embora a maioria experimente esse cortejo de sintomas, para algumas mulheres eles são de pequena intensidade, às vezes quase imperceptíveis. Em compensação, há casos em que são devastadores.

As ondas de calor são um suplício à parte. Em geral acompanhadas de vermelhidão no rosto e sudorese intensa, molham a roupa em momentos inadequados, criando constrangimento social. São amigas da noite e inimigas do sono reparador. Há mulheres despertadas por elas cinco, seis vezes durante a madrugada.

Com intensidade variável, esses sintomas vasomotores afligem 80% das mulheres. Por incrível que pareça, a duração desse fenômeno tão prevalente era mal conhecida, porque até aqui os estudos envolveram número pequeno de participantes acompanhadas por períodos curtos.

Foi publicado na revista americana *JAMA Internal Medicine* o estudo mais completo sobre o tema: *"Study of Women's Health Across the Nation* (swan)" — em português, estudo nacional sobre a saúde da mulher. No período de fevereiro de 1996 a abril de 2003, foram analisadas 1499 mulheres na perimenopausa (fase que antecede a menopausa), recrutadas em sete centros dos Estados Unidos. Só foram aceitas as que haviam apresentado pelo menos seis episódios vasomotores nas duas últimas semanas e que nunca tinham feito reposição hormonal.

Em apenas 20% dos casos, os calores só começaram depois da parada das menstruações; em 66%, o início foi no período em que as menstruações se tornaram irregulares e, em 13%, surgiram ainda na vigência de ciclos regulares.

A enorme surpresa provocada por esse estudo multiétnico e multirracial foi mostrar que esse período da condição feminina pode ser longo.

A mediana de duração das ondas foi de 7,4 anos. Quer dizer, em metade das mulheres não atingiu esse tempo; na outra metade, ultrapassou-o. Nos casos mais extremos, persistiram por catorze anos.

Outro achado original e inesperado: quanto mais cedo as ondas chegam, mais tempo levam para ir embora. Naquelas pacientes em que os primeiros calores surgiram na pré-menopausa ou na fase em que os ciclos estavam irregulares (perimenopausa), a duração média ultrapassou 11,8 anos. Já nas que não menstruavam mais quando eles se instalaram, foi bem menor: 3,4 anos.

A explicação mais provável está nas diferenças de sensibilidade dos centros de regulação térmica (situados no hipotálamo) à redução dos níveis de hormônios sexuais na circulação. Mulheres com sensibilidade exaltada apresentam sintomas mais precoces, por mais tempo.

As diferenças entre os grupos étnicos foram significantes:

mulheres negras: 10,1 anos; latino-americanas brancas: 8,9 anos; brancas não latino-americanas: 6,5 anos; e asiáticas: cinco anos.

As razões para a variabilidade étnica não são conhecidas — podem estar relacionadas com a genética, as dietas e com a história reprodutiva.

As participantes em que os sintomas foram mais persistentes tenderam a ter menos anos de escolaridade, maior percepção do estresse e a ser mais depressivas e ansiosas.

Não está claro se a instabilidade emocional e o estresse são causas ou consequências das ondas. Mulheres com vidas mais estressantes teriam percepção exaltada dos sintomas e sentiriam mais incômodo. Por outro lado, acordar diversas vezes durante a noite é causa importante de estresse.

A mesma ambiguidade entre causa e efeito cabe à relação com depressão e ansiedade: nas deprimidas e ansiosas, os sintomas persistem por mais tempo ou são causadores de depressão e ansiedade.

O estudo SWAN tem sido muito elogiado no ambiente científico. Com razão, é a pesquisa mais completa sobre a duração dos fenômenos vasomotores.

O que me causa espanto é que só em 2015 ficamos sabendo que eles duram em média mais de sete anos, tempo que pode chegar entre catorze anos e mais de onze anos nas mulheres que começaram a senti-los enquanto ainda menstruavam.

O desconhecimento enciclopédico desse aspecto da fisiologia humana só tem uma explicação: acontece com as mulheres.

Prosaicas, porém relevantes

Milhões de pessoas sofrem de hemorroidas. Em nosso site, o tema está permanentemente entre as cinco páginas mais visitadas. Das patologias do aparelho digestivo, elas só perdem em prevalência para o refluxo gastresofágico e para os distúrbios funcionais dos intestinos.

Hemorroidas fazem parte da anatomia normal. São formadas por fibras conjuntivas e uma rede de artérias e veias conectadas na submucosa da região anorretal. Esse acolchoamento vascular está envolvido nas sensações que permitem avaliar o conteúdo do reto, facilita o fechamento e a continência do ânus e protege o esfíncter anal dos traumatismos associados à defecação.

De acordo com a localização em relação à linha denteada — área do revestimento interno situada a três ou quatro centímetros acima do rebordo anal —, as hemorroidas costumam ser divididas em três grupos: internas (acima dessa linha), externas (abaixo dela) e mistas.

Não estão claras as causas dos sintomas. Um estudo austríaco, que reuniu pessoas submetidas à colonoscopia de rotina, encontrou hemorroidas aumentadas e visíveis em 39%. Apenas a metade se queixava delas.

Os sintomas surgem quando o complexo hemorroidário se

projeta na direção do ânus, porque os tecidos que lhe dão suporte enfraqueceram ou foram traumatizados. Esse "deslizamento" do feixe vascular dificulta o retorno do sangue venoso, inflama e edemacia os vasos, criando um ciclo vicioso.

O risco é mais alto nas situações em que ocorre aumento da pressão no interior do reto: gravidez, obstipação, diarreia, ascite (acúmulo do líquido seroso no peritônio), hipotonia do assoalho pélvico, anormalidades vasculares, obesidade, sedentarismo e dieta pobre em fibras.

As manifestações variam com a gravidade. Em cerca de 60% dos casos ocorre sangramento durante ou imediatamente depois da evacuação. Podem aparecer gotas de sangue no papel higiênico, na água do vaso sanitário e até na roupa.

O segundo sintoma mais frequente é o prurido, presente em 55% das vezes. O desconforto faz parte de 20% das queixas, mas dores fortes são raras tanto nas hemorroidas externas quanto internas, a menos que haja complicações: tromboses, prolapsos, isquemia ou encarceramento hemorroidário.

Dores fortes fazem suspeitar de outras condições: fissuras anais, infecções, abscessos, câncer de cólon e de reto, ulcerações retais, doenças inflamatórias intestinais, verrugas anais, pólipos ou diverticulite.

De acordo com a extensão, as hemorroidas podem ser de primeiro grau (vasos salientes e ingurgitados, mas que não se deslocam para baixo); segundo grau (hemorroidas que se deslocam ao esforço, mas retornam à posição original espontaneamente); terceiro grau (quando há prolapso que precisa ser reduzido com os dedos) e quarto grau (quando o prolapso já não pode ser reduzido manualmente).

A medida preventiva mais importante é evitar a obstipação. Passar o dia sentado, beber pouca água e dieta pobre em fibras formam bolos fecais ressecados que progridem lentamente, pressionam e lesam os tecidos hemorroidários no esforço evacuatório.

É fundamental criar uma rotina para que os intestinos funcionem no mesmo horário, de preferência logo depois do café da manhã, antes de sair de casa. Quando os estímulos para evacuar são frustrados, a fisiologia é subvertida, a água do conteúdo fecal é absorvida e aumenta a pressão na luz intestinal.

A evacuação ideal é a que acontece com esforço mínimo, em um ou dois movimentos expulsivos. O hábito de ler jornal no vaso sanitário, forçando-a diversas vezes, é péssimo. Banheiro não é biblioteca.

O uso do papel higiênico traumatiza a mucosa retal, inflama os tecidos hemorroidários e agrava o quadro. A higiene deve ser feita com água, sabão e delicadeza.

Pomadas contendo corticoides, vasoconstritores e analgésicos aliviam os sintomas.

Quando essas medidas falham há procedimentos cirúrgicos que vão da simples ligadura ambulatorial dos vasos às cirurgias mais agressivas, indicadas de acordo com a gravidade.

Para encerrar, deixo uma advertência: canso de ver casos de diagnóstico tardio de câncer colorretal em que o sangramento foi menosprezado. Nem tudo que sangra pelo reto é hemorroida.

Demência epidêmica

É difícil encontrar alguém que não conheça as agruras de um caso de demência na família.

Chamada de "epidemia silenciosa" no passado, a demência dos mais velhos se transformou em problema de saúde pública. A explicação é simples: as demências costumam instalar-se depois dos oitenta anos, extrato populacional que não para de crescer, no mundo inteiro.

Embora o número dos que chegam aos oitenta justifique o aumento do número absoluto de casos, estudos mais recentes sugerem que a prevalência de quadros demenciais começa a diminuir entre aqueles nascidos em datas mais próximas da metade do século xx. Em 2005, Manton e Ukraintseva publicaram o artigo "Declining Prevalence of Demencia in the U.S. Elderly Population", no qual analisaram um inquérito conduzido por eles no período de 1982 a 1999.

Nesses dezessete anos, os autores mostraram que a prevalência caiu de 5,7% para 2,9%, queda atribuída à melhora do nível educacional, à redução do número de derrames cerebrais e a outros fatores.

Em 2008, Langa e colaboradores publicaram o "U.S. Retirement Study", realizado com americanos acima de cinquenta anos.

Em 1993, foram documentados 12,2% de declínios cognitivos na população com mais de setenta anos, prevalência que diminuiu para 8,7% em 2002.

A conclusão foi a mesma: educação, estilo de vida mais saudável e cuidados médicos exercem papel protetor.

Três estudos europeus reforçaram essa visão otimista. No "Rotterdam Study" foi analisada, em 1990, uma coorte de pessoas com 55 anos ou mais. Em 2000, foi reavaliado um subgrupo dessa coorte que mostrou prevalência mais baixa. Curiosamente, nesse subgrupo, a ressonância magnética revelou maiores volumes de cérebro e menos lesões vasculares cerebrais.

O segundo estudo foi realizado entre habitantes de Estocolmo com pelo menos 75 anos, em dois períodos: 1987-1989 e 2001- -2004. Os resultados também sugeriram redução da prevalência, atribuída aos fatores já citados.

O estudo mais contundente foi publicado na revista *The Lancet* com o título "Cognitive Function and Ageing Study (cfas) i and ii". Foram dois inquéritos populacionais conduzidos na Inglaterra, que envolveram mais de 7500 participantes de 65 anos ou mais, entre 1989 e 1994 (cfas i) e entre 2008 e 2011 (cfas ii).

Em cfas i, a prevalência de quadros demenciais foi de 8,3%, contra a de 6,5% encontrada no mais recente cfas ii. Os autores concluíram que os participantes nascidos mais tarde apresentavam risco mais baixo de demência, graças à melhora do nível educacional e da prevenção de doenças vasculares, mesmo na presença de fatores adversos como o diabetes.

Esses estudos reforçam a ideia de que demência é uma síndrome (conjunto complexo de sintomas com causas múltiplas), o que a torna semelhante à maioria das doenças crônicas que se instalam nas idades mais avançadas.

Investir em valores intelectuais, na atividade física e na adoção de estilos de vida mais inteligentes reduz o risco de acabarmos os dias desconectados do mundo que nos cerca.

Hiperplasia da próstata

A evolução de nossa espécie houve por bem que a uretra atravessasse a próstata, ao sair da bexiga. Esse capricho anatômico não criou problemas no passado, quando poucos passavam dos trinta anos. Hoje, pagamos o preço pela teimosia de viver mais tempo.

O crescimento da próstata aflige 25% dos homens na faixa dos quarenta aos 49 anos, porcentagem que vai a 80% naqueles com setenta a 79.

Apesar de muitos portadores de hiperplasia benigna confirmada por biópsia não apresentarem sintomas, a metade dos homens de sessenta anos se queixa de alguma dificuldade urinária. Depois dos oitenta anos, esse número cresce para 90%.

Os sintomas da hiperplasia têm causas obstrutivas e/ou de armazenagem.

Estão relacionados com as obstruções: retardo para iniciar a micção, interrupção involuntária e diminuição da "força" do jato, sensação de esvaziamento incompleto, gotejamento no final e micção em dois tempos.

Os problemas de armazenamento provocam premência e aumento da frequência das micções (especialmente durante a noite), incontinência, dores na bexiga ou na uretra ao urinar.

O aumento prostático e os sintomas associados a ele se agravam com o passar dos anos, em função da biodisponibilidade de testosterona. A castração reduz drasticamente as dimensões da próstata e a sintomatologia. Raça negra, obesidade, consumo exagerado de álcool e sedentarismo exercem o efeito oposto.

Além do toque retal, a avaliação clínica deve incluir uma história médica cuidadosa para excluir outras causas de problemas urinários. É preciso saber se existe ingestão de líquidos e de cafeína em excesso, uso de diuréticos e de medicações anti-histamínicas (antialérgicas), condições que interferem com o funcionamento dos músculos da bexiga.

Homens com poucos sintomas, que acordam à noite uma ou duas vezes para urinar, não necessitam de tratamento, mas precisam ser acompanhados com toques retais e determinações periódicas do PSA. Aqueles com sintomatologia mais exuberante devem discutir com os urologistas as vantagens e desvantagens do tratamento.

Uma das opções é a cirurgia realizada através da uretra, com um cistoscópio dotado de pequenas garras que abrem "um túnel" na próstata para facilitar a passagem da urina. O uso de laser, nesses casos, parece diminuir os efeitos adversos.

Para os casos não cirúrgicos, há quatro classes de medicamentos:

1. Bloqueadores alfa-adrenérgicos, que diminuem os sintomas já na primeira semana, mas podem provocar hipotensão, fadiga e tonturas.
2. Inibidores da enzima 5-alfa-reductase, que chegam a reduzir as dimensões da próstata em 25%, mas eventualmente causam diminuição da libido, disfunção erétil e ginecomastia.
3. Antimuscarínicos, que reduzem a hiperatividade da bexiga, mas podem secar a boca e os olhos e prender o intestino.

4. Inibidores da enzima 5-fosfodiesterase, usada amplamente no tratamento da disfunção erétil; a tadalafila na dose de 2,5 mg a 5 mg/dia relaxa a musculatura vesical e reduz a velocidade de crescimento da próstata, mas pode causar cefaleia, dores lombares, rubor facial e congestão nasal.

Insônia e mortalidade

Um em cada cinco adultos se queixa de insônia. Na metade deles, a dificuldade para dormir é intermitente, limitada a determinadas fases da vida; na outra metade, a falta de sono se torna persistente (crônica).

Um estudo publicado na revista *The American Journal of Medicine* avaliou a relação entre mortalidade nos vinte anos seguintes e insônia persistente — definida como aquela com mais de seis anos de duração.

O estudo começou em 1972, com 1409 participantes de 21 a 75 anos de idade.

A insônia persistente foi definida de acordo com a presença de pelo menos um dos sintomas previstos pela Classificação Internacional dos Distúrbios de Sono: dificuldade crônica para pegar no sono, ou manter o sono, ou despertar muito cedo pela manhã, distúrbios acompanhados de sensação de noites maldormidas e sonolência diurna.

No período de acompanhamento ocorreram 318 óbitos, causados principalmente por doenças cardiovasculares (95 casos), câncer (78) e doenças pulmonares obstrutivo-crônicas (23).

Os resultados foram submetidos a análise multivariada para excluir a influência de fatores como idade, sexo, índice de massa corpórea, fumo, atividade física regular, uso de álcool e de medicações para dormir.

Para afastar aqueles com privação de sono por razões de trabalho, estudo ou outras, as análises ficaram restritas aos indivíduos que sofriam de insônia apesar de ter oportunidade para dormir pelo menos sete horas por noite.

Comparados com os que não tinham dificuldade para dormir, o risco de morte entre aqueles com insônia foi mais elevado: 54% maior entre os que apresentavam insônia intermitente e 98% maior nos casos de insônia persistente. As causas responsáveis pelo aumento da mortalidade foram principalmente as doenças cardiopulmonares. Não houve associação entre insônia e neoplasias malignas.

Os resultados se mantiveram independentemente do uso de hipnóticos, oportunidade para dormir, sexo, idade, índice de massa corpórea e outros fatores que poderiam interferir com eles.

Um dos mecanismos aventados para explicar o risco mais alto é o de que a falta de sono provocaria um processo inflamatório crônico, fator de risco para doenças cardiovasculares e cardiopulmonares.

No decorrer do estudo, os participantes colheram sangue para medir os níveis de proteína C reativa (PCR), um marcador da atividade inflamatória associado às doenças cardiovasculares. Esse exame faz parte das avaliações laboratoriais que os cardiologistas solicitam de rotina.

Os participantes que sofriam de insônia persistente apresentaram níveis sanguíneos de PCR mais elevados do que aqueles com insônia intermitente ou sono normal. Essa elevação, no entanto, não conseguiu explicar o mecanismo associado à mortalidade, uma vez que não teve impacto estatístico nos resultados finais.

Esse é o primeiro estudo prospectivo que avalia as consequências, a longo prazo, da dificuldade crônica para dormir, na duração da vida. Os resultados ressaltam a necessidade de desenvolvermos novos métodos de tratamento, capazes de interferir com a arquitetura do sono.

Vitamina B12 e os ossos

Ossos robustos foram essenciais à adaptação dos vertebrados à vida terrestre. Além da resiliência à locomoção contra a gravidade, o esqueleto constitui um reservatório de cálcio a ser mobilizado conforme as necessidades do organismo. Para operacionalizar essa mobilização, os vertebrados terrestres desenvolveram sistemas endócrinos encarregados de manter o equilíbrio entre as concentrações de cálcio dentro e fora das células, como é o caso do paratormônio produzido pelas paratireoides. Outras adaptações nutricionais e metabólicas evoluíram em resposta às pressões ambientais para a manutenção do esqueleto. São exemplos a produção de vitamina D na pele, sob a ação do sol, e algumas enzimas que dependem da influência das vitaminas D e K.

Embora nossos ossos pareçam imutáveis, as células ósseas estão envolvidas num processo constante de morte (função dos osteoclastos) e renovação (função dos osteoblastos). Em média, renovamos o esqueleto inteiro a cada dez anos.

Num estudo publicado em 2014, Roman-Garcia e colaboradores mostraram que a deficiência de vitamina B12 afeta negativamente o desenvolvimento e a manutenção da massa óssea. Ela age como cofator para duas enzimas fundamentais no controle dos processos metabólicos requeridos pelo crescimento celular.

Os mamíferos são incapazes de sintetizar B12, dependem da ingestão de alimentos de origem animal para absorvê-la no estômago e armazená-la para a reciclagem no fígado.

Há muito sabemos que pacientes com anemia perniciosa podem ser curados com extratos crus de fígado, preparações ricas em B12. Estudos mais recentes demonstraram que o déficit prolongado dessa vitamina diminui a densidade óssea.

Para avaliar os efeitos ósseos da deficiência prolongada, o grupo de Roman-Garcia criou uma linhagem de camundongos transgênicos desprovidos de uma proteína (Gif) essencial para a absorção de B12.

A primeira geração de filhotes apresentava níveis sanguíneos de B12 baixos, porém detectáveis, suficientes para proporcionar massas ósseas próximas da normalidade. Na segunda geração, entretanto, os níveis eram indetectáveis e os animais apresentavam retardo no crescimento, densidade óssea reduzida e menos osteoblastos do que seus ascendentes.

Apresentavam, ainda, níveis baixos do fator de crescimento insulina-símile (IGF-1), achado que explica a resistência ao hormônio do crescimento e a proliferação de osteoblastos diminuída.

Essas pesquisas ajudam a esclarecer o papel da vitamina B12 no metabolismo ósseo e os mecanismos pelos quais a deficiência afeta negativamente a formação e a manutenção do esqueleto.

Novos estudos são necessários para avaliar as necessidades diárias de B12 durante a gestação, nos mais velhos e no enorme contingente de pessoas de todas as idades medicadas com os inibidores da bomba de próton, largamente utilizados para reduzir a acidez do suco gástrico nas gastrites e no refluxo gastroesofágico e em inúmeras situações para as quais não há indicações que os justifiquem.

Prescrever esses medicamentos por longos períodos para tratar casos de desconforto gástrico associados a dietas inadequadas, ao fumo ou ao uso abusivo de álcool pode ter consequências mais graves do que os sintomas que se pretende combater.

HISTÓRIA
DA MEDICINA

A peste negra

Foi a mais mortal das epidemias. Entre 1347 e 1351, a peste negra dizimou metade da população europeia. Embora haja desacordo, as estimativas são de 75 milhões a 200 milhões de mortes. Estudiosos mais conservadores estimam que a população mundial de 450 milhões teria caído para 350 milhões a 370 milhões.

A bactéria causadora da epidemia teve origem na China ou na Ásia Central, de onde viajou pela rota da seda, nos intestinos das pulgas que infestavam os ratos. Chegando ao Mediterrâneo, os ratos se encarregaram de levá-las para os navios, que disseminaram a doença pelos portos em que atracavam.

Relatos históricos dão conta do sofrimento humano. O poeta Boccaccio, que viveu em Florença nessa época, fez a seguinte descrição:

> Em homens e mulheres, ela se manifesta pela emergência de certos tumores nas virilhas e axilas, alguns dos quais chegam ao tamanho de uma maçã; outros, ao de um ovo... Dessas duas regiões do corpo esses tumores mortais logo começam a propagar-se a espalhar-se em todas as direções; depois disso, a apresentação se modifica, em muitos casos manchas negras ou lívidas aparecem nos braços, nas coxas e

outras partes, de início poucas e grandes, mais tarde pequenas e numerosas. Assim como os tumores, as manchas negras são sinais infalíveis de que a morte se aproxima daqueles nos quais se manifestam.

Faltou dizer que a febre atingia 41°C, os vômitos eram sanguinolentos, e que alguns desenvolviam complicações pulmonares, enquanto outros se curavam espontaneamente. Cerca de 80% iam a óbito em uma semana, proporção que aumentava para 90% quando havia comprometimento pulmonar e beirava 100% nos casos de septicemia.

As explicações para as epidemias de peste que já afligiam a Europa nos tempos de Justiniano, no século VIII, eram imaginativas: a conjunção de três planetas que espalharia pestilência no ar, terremotos, mendigos, peregrinos, estrangeiros, envenenamento dos poços de água pelos judeus (sempre eles), suposições que justificavam massacres sangrentos.

Foi apenas em 1894, quando um grupo de bacteriologistas visitou Hong Kong, que o agente etiológico, a *Yersinia pestis*, foi identificado por Alexandre Yersin.

Curiosamente, mesmo antes dos antibióticos, os casos mais recentes de peste não provocavam mortalidade elevada. As bactérias daqueles tempos seriam mais virulentas ou as pessoas eram mais fracas e desnutridas?

O advento de técnicas modernas de sequenciamento de DNA tem ajudado a decifrar essa questão. Um grupo de canadenses e americanos extraiu o DNA encontrado em dentes e ossos de pessoas enterradas no cemitério de East Smithfield, em Londres, última morada das vítimas da peste do século XIV.

Em 2011, os resultados publicados na revista *Nature* mostraram que a *Yersinia pestis* daquela época está extinta, de fato. O genoma desse ancestral, no entanto, é bastante similar ao da bactéria de hoje.

Trabalhando com amostras antigas e recentes da bactéria, outros grupos observaram que a peste europeia foi causada por uma das onze cepas que já circulavam na época de Justiniano. Entre os séculos VI e VIII, teria ocorrido um big bang de diversidade entre as *Yersinias*, surgindo cepas novas dotadas de agressividade variável.

De acordo com esse modelo, deslocamentos humanos como os das Cruzadas e outras guerras teriam criado pressões seletivas para que as bactérias se adaptassem rapidamente a ambientes estranhos e novos hospedeiros. Nessa luta pela sobrevivência, teriam levado vantagem as *Yersinias* mais virulentas.

A partir de 1351, quando a epidemia europeia arrefeceu, a cepa virulenta que lhe havia dado origem pôde replicar-se com menos frequência, tornando-se mais estável, portanto mais semelhante às que circulam hoje entre seres humanos e roedores.

Estudos como esses têm sido realizados com os agentes de enfermidades responsáveis pelas mortes em massa do passado: varíola, tuberculose, hanseníase, sífilis e até o da praga da batata que matou de fome 1 milhão de irlandeses, entre 1845 e 1852.

Na santa ignorância em que viviam, quando nossos antepassados medievais imaginariam que, séculos mais tarde, desvendaríamos os segredos mais íntimos dos germes que lhes tiraram a vida?

Automedicação em animais

Chimpanzés doentes procuram ingerir ervas com propriedades medicinais. Essa capacidade não é exclusiva de animais com habilidades cognitivas superiores, que lhes permitem observar, aprender e tomar decisões conscientes. Diversos animais são capazes de automedicar-se em obediência a mecanismos comportamentais inatos, independentes do aprendizado pela observação. É o que acontece, por exemplo, com formigas, borboletas e drosófilas, as mosquinhas que sobrevoam bananas maduras.

Em 1978, Janzen foi o primeiro a demonstrar que vertebrados doentes incluem na dieta determinadas plantas dotadas de atividade antiparasitária.

Os exemplos tradicionais de automedicação são os dos herbívoros que consomem certos vegetais apenas quando doentes. Observações mais recentes, entretanto, descrevem aumento da ingestão de alguns alimentos que já fazem parte das refeições diárias.

Para defender-se dos parasitas, os animais reagem de duas formas. A primeira é terapêutica, quando indivíduos enfermos modificam o comportamento para medicar-se. A outra é profilática, utilizada por indivíduos infectados ou sadios para prevenir infecções em resposta aos riscos ambientais.

A maior parte dos trabalhos documentou casos em que os animais se automedicam, como o fazem babuínos e borboletas monarcas (as de asas amarelas e alaranjadas). Mas há animais que medicam seus descendentes.

As drosófilas das bananas procuram depositar seus ovos em alimentos ricos em etanol, para diminuir o risco de infecções nos recém-nascidos. Formigas que vivem na madeira incorporam em seus ninhos resinas antimicrobianas de árvores coníferas, para evitar o crescimento de germes em suas colônias, fenômeno conhecido como profilaxia social.

Primatas ingerem com frequência plantas com propriedades antiparasitárias de pouco valor nutritivo, como é o caso das folhas amargas da *Vernonia amigdalina*. Mastigar essas folhas amargas libera compostos tóxicos para os parasitas, ao mesmo tempo que engoli-las torna mais fácil eliminá-los dos intestinos.

Nas cidades, pardais levam pontas de cigarro para os ninhos, à espera de que a nicotina espante os insetos que deles se aproximarem.

A automedicação nos animais é um fenômeno muito mais generalizado do que se imaginava. Ela afeta a ecologia e as interações hospedeiro-parasitárias de diversas maneiras: reduz a virulência dos parasitas, interfere com a eficiência do sistema imunológico do animal, com a adaptação dos parasitas aos hospedeiros e vice-versa, e é relevante para a produção de alimentos que consumimos.

Interferir com a habilidade dos animais em automedicar-se pode causar problemas na agricultura. O exemplo clássico é o do parasitismo e das doenças provocadas em abelhas produtoras de mel, quando os apicultores selecionaram espécies para reduzir a deposição de resinas nas colmeias.

Como nos outros animais, nós também dependemos dos produtos naturais para obter medicamentos. A diferença é a tecnologia que empregamos na produção.

A cirurgia e o câncer

Duzentos anos atrás, a cirurgia era a única técnica para curar tumores malignos.

Em 1812, foi publicado o primeiro número do *The New England Journal of Medicine*, a revista médica de maior circulação até os dias de hoje. Como parte da comemoração do duocentésimo aniversário, a revista fez uma revisão dos principais trabalhos sobre a evolução da cirurgia oncológica.

Em 1809, bem antes do advento da anestesia, Ephraim McDowell removeu um tumor ovariano, demonstrando que tumores malignos de órgãos internos poderiam ser curados por intervenções cirúrgicas, desde que realizadas por mãos hábeis no menor tempo possível, por causa da dor. Foi a primeira cirurgia abdominal realizada nos Estados Unidos.

Em 1846, John Colins Warren descreveu o primeiro uso público da anestesia. Com o doente anestesiado, havia a possibilidade de realizar cirurgias mais complexas, embora associadas a taxas altíssimas de complicações infecciosas.

Em 1867, Joseph Lister introduziu a antissepsia nas práticas operatórias, passo fundamental para os avanços no tratamento do câncer ocorridos no século XIX e nas primeiras décadas do século

xx. Ficou claro que qualquer órgão afetado por um tumor maligno poderia ser abordado cirurgicamente.

Nessa época, trabalhava em Chicago um cirurgião que exerceu enorme influência entre seus pares: William Halsted, hoje nome de uma das avenidas da cidade.

Em 1894, Halsted introduziu a técnica que ficou conhecida internacionalmente como mastectomia radical, baseada num conceito novo: a "ressecção em bloco".

A mastectomia radical preconizava a retirada da mama inteira, dos músculos peitorais abaixo dela e de todos os linfonodos da axila, em continuidade — daí o nome de ressecção em bloco. A pele ficava apoiada diretamente sobre as costelas e os músculos intercostais, mutilação com grande impacto na feminilidade e na vida das mulheres.

O princípio que norteou Halsted era o de que as células malignas se espalhariam de modo centrífugo, da mama para as estruturas vizinhas. A cura só seria possível se os tecidos adjacentes fossem retirados em um único bloco, junto com o tumor primário, para evitar que sobrassem células tumorais no trajeto.

Em diversos centros do mundo, inclusive no Brasil, alguns cirurgiões influentes levaram tão a sério as ideias de Halsted que passaram a realizar a chamada mastectomia radical ampliada, na qual retiravam também os linfonodos existentes na fossa supraclavicular.

Em pouco tempo, as ressecções em bloco foram adotadas para tumores de outros órgãos. O princípio de radicalidade descrito por Halsted tornou-se o primeiro mandamento da oncologia cirúrgica, apesar da falta de evidências científicas e da fragilidade dos argumentos que o sustentavam.

Foram necessários 74 anos para que a lógica das mastectomias radicais e das ressecções em bloco fosse questionada; curiosamente, por outro cirurgião americano: Bernard Fisher.

Com base em experimentos com camundongos, Fisher propôs que as células do câncer de mama teriam acesso aos linfonodos e à corrente sanguínea mesmo em fases precoces do desenvolvimento. O comprometimento macroscópico dos linfonodos seria simples reflexo regional da doença já disseminada. A mastectomia radical, segundo ele, era a um só tempo "*too much and too little*". Isto é, exagerada no caso de tumores pequenos e insuficiente para curar tumores avançados.

Nos anos seguintes, numa série de estudos clínicos com milhares de pacientes, conduzidos por um grupo cooperativo mais tarde batizado como National Surgical Adjuvant Breast and Bowel Project (NSABBP), Fisher demonstrou que o câncer de mama poderia ser tratado com operações muito mais econômicas, com os mesmos índices de cura e resultados estéticos incomparavelmente superiores.

A metodologia científica empregada pelo NSABBP na análise dos dados estatísticos tornou-se obrigatória em todos os estudos. Nasceu a cirurgia oncológica moderna.

Duzentos anos de medicina (parte 1)

The New England Journal of Medicine, a revista de maior circulação entre os médicos, completa duzentos anos.

Publicado em 1802, o primeiro número trazia um artigo de John Warren, um dos fundadores da Harvard Medical School. Nele, o médico descrevia os sintomas e o tratamento de um religioso que se queixava de dores fortes no peito, aos menores esforços.

Do ponto de vista científico, a descrição dos sintomas de insuficiência coronariana é impecável, mas o tratamento realizado é de assustar. O paciente, um "clérigo pletórico", foi tratado com estimulantes, sangria e aplicações locais de éter; em seguida, "recebeu novas sessões de sangria, ópio, laxativos poderosos e agentes cáusticos aplicados sobre a pele do esterno".

Como os sintomas persistiram, Warren tentou uma resina de assa-fétida — planta caracterizada pelo odor pútrido — e aplicou nitrato de prata nos braços e nas coxas, com a intenção de abrir fissuras na pele para drenar os maus fluidos.

Embora sejam consideradas absurdas, é preciso entender que essas práticas pareciam sensatas numa época em que os médicos e a população acreditavam que os estados de saúde e doença dependiam do equilíbrio entre o fluxo dos quatro humores corpóreos: sangue, fleuma, bile negra e bile amarela.

Para eles, um bom remédio deveria provocar sintomas suficientemente intensos para restaurar a harmonia entre os humores. Por exemplo, alguém convencido de que suas agruras resultavam do mau funcionamento dos intestinos sentiria alívio ao receber vomitórios e laxantes. Eram os tempos da "medicina heroica", segundo a qual quanto mais grave a enfermidade, mais agressivo o tratamento.

Em 1812, o *The New England* recomendava "sangria copiosa" nos casos de ferimento por arma de fogo, estratégia bizarra, mas que conseguia diminuir os sinais de inflamação e a temperatura corpórea, dando a impressão de que não ocorreriam complicações supurativas ou gangrena. O mesmo procedimento era indicado para abaixar a febre da malária.

Ainda na primeira metade do século XIX, o francês Pierre Louis criou o "método numérico", ao comparar dois grupos de pacientes com pneumonia tratados com ou sem sangria, sem encontrar diferença na evolução entre eles.

A partir daí, a filosofia de ceticismo que tomou conta da prática médica encontrou no americano Oliver Holmes sua maior expressão. Em 1860, ele afirmou: "Se toda a matéria médica, como hoje é empregada, fosse afogada no fundo do mar, seria muito melhor para a humanidade — e muito pior para os peixes".

Essa postura niilista, no entanto, jamais se tornou popular, porque nenhum médico encontra permissão moral para cruzar os braços diante do sofrimento humano.

Em 1846, a revista publicou o artigo em que William Mortond descrevia a anestesia com éter. A descoberta, no entanto, demorou mais de cinquenta anos para revolucionar a prática cirúrgica, porque os cirurgiões precisavam decidir se a analgesia justificava os riscos de morte por septicemia. Apenas no início do século XX, surgiram as técnicas de assepsia e os rituais das equipes nas salas de operação, responsáveis pela redução das complicações infecciosas.

Em 1912, quando a revista completou cem anos, Paul Ehlich, em Berlim, sintetizou um composto dotado de ação contra a sífilis, o Salvarsan. Foi a primeira prova do conceito de que os medicamentos deveriam ser específicos para a doença e não para cada doente em particular.

A descoberta teve impacto limitado, porque a especificidade do Salvarsan era mais teórica do que empírica. Apesar de beneficiar alguns pacientes, a droga provocava efeitos colaterais intensos e não agia em todos os casos de sífilis.

O pioneirismo do Salvarsan também se manifestou ao expor pela primeira vez as limitações da abordagem reducionista em medicina: a sífilis não se restringia ao *Treponema pallidum*, envolvia comportamento sexual, aspectos morais e discriminação social. Destruir a bactéria era condição necessária, mas não suficiente para combater a epidemia.

A revolução da farmacoterapia ainda levaria pelo menos trinta anos para acontecer. Apenas na década de 1950, cerca de 4500 drogas novas entraram no comércio, nos Estados Unidos.

Duzentos anos de medicina (parte II)

Duzentos anos atrás, as sangrias ainda estavam na moda. Era a época da medicina heroica, segundo a qual, quanto mais grave a doença, mais agressivo o tratamento.

Já abordei a resenha recém-publicada no *The New England Journal of Medicine* sobre a evolução da terapêutica médica desde que a revista entrou em circulação, em 1812. Até o começo do século XX, os tratamentos eram baseados num nebuloso equilíbrio que deveria existir entre os humores corpóreos (sangue, fleuma, bile amarela e bile negra) da pessoa enferma, e não no processo que a fazia adoecer.

Na metade do século XIX, o ceticismo provocado pelos insucessos dessa estratégia despertou interesse crescente pelas causas das patologias.

Motivados pelos avanços na fisiopatologia e na bacteriologia, os médicos começaram a interpretar as doenças como entidades específicas, que apresentavam causas próprias e manifestações clínicas características.

O novo modelo levou-os a procurar tratamentos ajustados à enfermidade, sem agredir o paciente. A busca, no entanto, percorreu caminhos tortuosos que levariam décadas para encontrar o rumo.

Como vimos, a primeira pista viria do laboratório de Paul Ehrlich (1854-1915), em Berlim. Depois de 605 fracassos, Ehrlich e colaboradores sintetizaram o Composto 606, ativo contra a sífilis, que se tornou conhecido como Salvarsan. Era a primeira prova do conceito de que o tratamento deveria ser específico para cada patologia.

Muitos reagiram contra essa mudança de paradigma. Temiam que o enfoque na doença afastasse os profissionais do lado mais nobre: a arte de praticar medicina.

A revolução da terapêutica só tomaria corpo nas décadas de 1940 a 1960, período em que foram licenciados mais de 4500 produtos novos: antibióticos, anti-hipertensivos, hipoglicemiantes, antidepressivos, hormônios e muitos outros.

Em 1961, um estudo mostrou que para cada dólar gasto com medicamentos, setenta centavos iam para remédios que não existiam dez anos antes.

O entusiasmo despertado pelas descobertas da indústria farmacêutica fez surgir novas formas de ceticismo. Nas páginas do *The New England* apareceram termos como "selva terapêutica" e "lavagem cerebral" patrocinada pelo marketing da indústria.

Então, sobreveio a tragédia da talidomida. Prescrita como sedativo e no combate às náuseas da gravidez, a talidomida provocou defeitos graves na formação de braços e pernas de bebês pelo mundo todo. Em 1962, um editorial da revista afirmava: "Somente a vigilância continuada e intensiva pode prevenir a repetição dessa experiência".

A preocupação com a segurança deu origem às normas rígidas dos estudos fase 1, 2 e 3 exigidos atualmente para aprovação de novas drogas.

A renascença do ceticismo provocou questionamentos sobre o papel da medicina na saúde pública. Em 1962, Thomas McKewon publicou uma análise do número de casos de tuberculose na

Inglaterra e no País de Gales, mostrando que a incidência havia começado a cair antes mesmo da descoberta do bacilo de Koch. O declínio estaria associado à melhora da alimentação e das condições de moradia.

O entendimento de que a descoberta de remédios eficazes é condição necessária, mas não suficiente, para ter impacto na saúde pública, seria confirmado não apenas no combate às epidemias de aids, sífilis, tuberculose ou malária, mas até no controle de doenças degenerativas como hipertensão arterial e diabetes.

Dos purgativos, sangrias e vomitórios prescritos para recompor o equilíbrio dos humores do paciente de duzentos anos atrás, a medicina que chegou ao século XXI evoluiu para utilizar drogas mais seguras, desenvolvidas para interferir especificamente com os mecanismos moleculares envolvidos na fisiopatologia.

Como nas demais "revoluções terapêuticas" dos últimos dois séculos, outra vez o progresso estará longe de ser linear e contínuo. Haverá fases de entusiasmo alternadas com frustração e ceticismo.

À medida que a atenção médica se volta para as minúcias dos alvos moleculares, corremos o risco de ficar mais expostos à abordagem reducionista de destruir germes, células malignas, trocar genes e reparar mecanismos defeituosos, sem levar em conta que a função primordial de nossa profissão é aliviar o sofrimento humano.

A história do diabetes

Em 1500 a.C., médicos egípcios descreveram casos de pessoas que urinavam muito e emagreciam até a morte.

Aretaeus, médico que viveu na Grécia entre os anos 80 e 138, criou o termo *diabetes mellitus* para fazer referência ao gosto adocicado da urina desses pacientes.

Foi apenas em 1776 que Matthew Dobson desenvolveu um método para determinar a concentração de glicose na urina, livrando os médicos do dissabor de prová-la.

A doença, entretanto, só foi reconhecida como entidade clínica em 1812, ano da publicação do primeiro número do *The New England Journal of Medicine*.

Nesse tempo, a fisiopatologia e a prevalência do diabetes na população eram desconhecidos. Como não existia tratamento específico, em semanas ou poucos meses depois do diagnóstico todos morriam.

No ano da proclamação da República no Brasil, 1889, os alemães Oskar Minkowski e Joseph von Mering verificaram que a retirada do pâncreas de cachorros levava-os ao óbito por diabetes. Ficava demonstrado que a origem da doença estava ligada ao pâncreas.

Em 1910, Edward Sharpey-Schafer levantou a hipótese de que o diabetes seria causado pela deficiência de uma única substância química, produzida no pâncreas pelas células das ilhotas de Langerhans. Por essa razão, ele a batizou com o nome de insulina, derivado da palavra latina *insula* (ilha).

Finalmente, em 1921, logo depois da Primeira Guerra Mundial e da epidemia de gripe espanhola, Frederick Banting e Charles Best publicaram a prova definitiva. Injetaram em cachorros diabéticos extratos de células das ilhotas de Langerhans retiradas do pâncreas de cachorros saudáveis, revertendo o quadro de diabetes.

Trabalhando com pâncreas bovino, em conjunto com John Mcleod, eles em seguida purificaram a insulina, e foram os primeiros a tratar com sucesso um portador da doença.

A partir desse caso, o uso de insulina se disseminou pelos cinco continentes. Crianças com diabetes do tipo 1 (no qual o pâncreas para de produzir insulina), que iam a óbito logo depois do diagnóstico, puderam voltar à vida normal.

Essa talvez tenha sido a primeira demonstração de que a pesquisa básica poderia ser aplicada rapidamente em benefício da humanidade. O interesse despertado por ela provocou uma avalanche de estudos com a molécula de insulina, que proporcionaram a seus autores dez prêmios Nobel e revolucionaram o estudo das proteínas e hormônios.

Em 1977, Ullrich e colaboradores descreveram na revista *Science* um método para inserir o gene da insulina humana em bactérias-escravas, com o objetivo de obrigá-las a produzi-la em escala industrial. Essa técnica, que recebeu o nome de DNA recombinante, criou as bases da biotecnologia industrial.

A síntese de diversos medicamentos usados por via oral tornou o tratamento mais cômodo para muitos portadores de diabetes que não necessitam de aplicações de insulina. Seringas descartáveis e agulhas mais delicadas diminuíram o desconforto e as dores no local das injeções.

Em 2012, dois grupos publicaram estudos mostrando que a cirurgia bariátrica, para reduzir a massa corpórea em pacientes com excesso de peso, é mais eficaz no controle da glicemia do que o uso de medicamentos. Em muitos casos, as remissões são tão prolongadas que talvez representem a cura da doença, conclusão extraordinária para uma enfermidade tradicionalmente considerada incurável.

Infelizmente, esses avanços no tratamento não refletem a realidade da saúde pública. Vivemos uma epidemia mundial de diabetes que se propaga de forma avassaladora, seguindo os passos da obesidade e da vida sedentária.

Só no Brasil há 12 milhões de pacientes. Se esse número é assustador, mais ainda são as previsões: se continuarmos preguiçosos e engordando como os americanos, em 2050, cerca de 30% dos adultos sofrerão de diabetes. Acima dos 65 anos, a proporção chegará a 50%.

Malarioterapia

A malária transmitida pelo *Plasmodium vivax* não mata, mas faz você se sentir à beira da morte.

A sabedoria popular criou esse adágio para caracterizar os sintomas de febre alta, calafrios, cefaleia, dores musculares e anemia provocados pelos ataques da forma mais comum da enfermidade. *Plasmodium vivax* é uma das cinco espécies de *Plasmodium* causadoras de malária em seres humanos. Durante muitos anos a malária por *vivax* foi considerada a forma "benigna" da doença, em oposição à forma "maligna" associada ao *Plasmodium falciparum*.

De fato, a malária por *falciparum* é mais grave, responsável por 650 mil óbitos anuais, número que corresponde a 90% das mortes pela doença no mundo todo — especialmente em crianças dos países da África situados abaixo do deserto do Saara.

Essa aparente benignidade do *Plasmodium vivax* permitiu que fosse usado como imunoterapia, a partir do final do século xix.

Nessa época, surgiram teorias de que episódios de febre alta poderiam melhorar quadros psiquiátricos. Um dos maiores defensores dessas ideias foi o psiquiatra austríaco Julius Wagner-Jauregg, que, a partir dos anos 1880, tratou vários pacientes com toxinas causadoras de febre, como a tuberculina e a toxina da salmonela, com resultados desanimadores.

Em 1917, Wagner-Jauregg experimentou infectar portadores de sífilis terciária com o agente da malária.

Doença muito prevalente naqueles tempos sem antibióticos, a sífilis terciária se instala quando o *Treponema pallidum* ataca o sistema nervoso central, provocando distúrbios neurológicos e quadros psicóticos.

O médico austríaco colheu sangue de um soldado que havia contraído malária na guerra dos Bálcãs, e inoculou-o em nove pacientes com neurossífilis. Seis deles apresentaram melhora.

Rapidamente, a malarioterapia se tornou *state of the art* no tratamento da sífilis terciária, na Europa inteira e nos Estados Unidos.

No período que vai de 1917 à descoberta da penicilina nos anos 1940, dezenas de milhares de pacientes com sífilis terciária foram infectados com o parasita da malária.

Cada clínica especializada usava sua própria amostra de *Plasmodium*. Depois de uma série de mortes por *falciparum*, a maioria delas se concentrou em amostras de *vivax*.

Até hoje não se conhece o mecanismo pelo qual a malária estava associada à melhora dos quadros neuropsiquiátricos da sífilis terciária. É possível que o estímulo imunológico provocado pelo *Plamodium* fosse suficientemente intenso para disparar uma resposta do sistema imune contra o *Treponema*.

O fato é que cerca da metade dos pacientes tratados melhorava o suficiente para retornar à vida cotidiana.

Pela descoberta, Wagner-Jauregg recebeu o prêmio Nobel de fisiologia e medicina, em 1927.

Por outro lado, o uso medicinal do parasita foi o responsável pela fama de doença benigna que a malária adquiriria nos anos seguintes, reputação sem o menor fundamento. Apesar dos efeitos positivos no tratamento da neurolues, cerca de 15% dos pacientes inoculados com o parasita morriam de malária.

Vírus e homens

Um prosaico espirro carrega 40 mil gotículas de secreção, numa velocidade que pode atingir trezentos quilômetros por hora. Dependendo da inclinação do jato em relação ao solo, o spray percorre mais de dez metros. Se você estiver resfriado, cada gotícula conterá 200 milhões de unidades do vírus. Se um nariz incauto for alcançado na trajetória de uma delas, os vírus penetrarão e se multiplicarão no interior das células das mucosas nasais, liberando trilhões de cópias de si mesmo que infectarão em cadeia as células da vizinhança.

Se você fosse um dos vírus do resfriado, seria capaz de engendrar estratégia de sobrevivência mais inteligente?

Essa estratégia não é a única que os vírus encontraram para sobreviver no corpo humano. Na fase aguda, o herpes simples provoca pequenas bolhas nos lábios, nos genitais ou na pele. Assim que o sistema imunológico consegue contê-lo, as lesões cicatrizam, mas o vírus persiste para sempre, refugiado no interior de estruturas existentes nos nervos periféricos, à espreita de condições propícias para contra-atacar.

O mesmo acontece com o vírus da varicela (catapora) adquirido na infância, que sobrevive no organismo durante décadas, para emergir sob a forma de herpes-zóster aos setenta anos de idade.

Há, ainda, aqueles que permanecem à espera de uma debilidade do sistema imunológico para se manifestar. É o caso do vírus causador do sarcoma de Kaposi em pessoas com aids, e daqueles associados a diversos tipos de câncer (HPV, EBV e outros). Quando um vírus invade o organismo humano, terá três destinos:

1. Provocará uma infecção tão grave que levará o hospedeiro à morte. Matar a galinha dos ovos de ouro não é boa ideia: gente morta não anda por aí espalhando vírus. É o caso do Ebola ou do vírus da gripe espanhola.

2. O organismo dispara uma resposta imunológica de alta eficácia, que consegue eliminá-lo definitivamente. É o que ocorre com os vírus do resfriado comum, da gripe ou da hepatite A.

3. O vírus e o hospedeiro entram em convivência pacífica por longos períodos, num processo de simbiose. Em certas condições, o DNA viral pode ser incorporado aos genes carregados pelos espermatozoides e óvulos, para ser transmitido às novas gerações.

Se considerarmos que o sentido da vida é o eterno crescei e multiplicai-vos, os vírus são imbatíveis. Incapazes de reproduzir-se por conta própria por lhes faltar organelas especializadas, conseguem apropriar-se da maquinaria responsável pela divisão celular de qualquer ser vivo, para fazer cópias piratas de seu material genético.

Conseguem infectar bactérias, fungos, todas as plantas e animais. Para ter uma ideia da ubiquidade, em um litro de água do mar existem cerca de 10 bilhões de bactérias e 100 bilhões de vírus.

A multiplicação rápida e o mecanismo que os vírus utilizam para incorporar seus genes aos das células infectadas modificam o genoma celular, ao mesmo tempo que o genoma viral sofre mutações que serão submetidas à seleção natural — mecanismo que elimina as formas de vida menos aptas. Esse processo é conhecido como coevolução.

Quando os vírus desenvolvem mutações favoráveis à sobrevivência do hospedeiro, eles se encarregam de disseminá-las para outros membros da mesma espécie. É o que acontece quando uma cepa de bactérias adquire resistência à penicilina: em pouco tempo essa habilidade será transmitida às demais da espécie.

Vivem no corpo humano trilhões de vírus. Nosso organismo contém mais vírus do que bactérias e mais bactérias do que células. Eles podem ser encontrados na pele, nos intestinos, pulmões, boca e até na corrente sanguínea. Seus genes estão presentes não apenas em nossas células, mas no interior das bactérias que convivem em simbiose conosco.

Mal invadiram um organismo, eles se multiplicam na maior velocidade que o ambiente lhes permite. Antes que as defesas imunológicas consigam destruí-los, já pensam em ir atrás de outro hospedeiro. Nesse entra e sai sem fim, a composição do viroma dos seres vivos tem características personalizadas.

Cada um de nós, leitor, é um nicho ecológico único, formado por células humanas, bactérias e vírus, que interagem em mecanismos de altíssima complexidade.

PARA UMA
VIDA SAUDÁVEL
3

Gordura abdominal

Acumular gordura no abdômen é perigoso. Essa é a conclusão de diversos trabalhos publicados nos últimos anos.

Tradicionalmente, o grau de obesidade tem sido avaliado por meio do Índice de Massa Corpórea (IMC), obtido dividindo-se o peso pelo quadrado da altura. O peso é considerado saudável quando os valores do IMC ficam entre 18,5 e 24,9 kg/m^2.

A principal limitação com o IMC é que não permite separar indivíduos com constituição mais robusta, mais musculosos e com ossos mais pesados daqueles com mais tecido adiposo.

Em 2012, pediatras do Sick Childrens Hospital, de Toronto, publicaram um inquérito realizado entre 4884 estudantes de catorze a quinze anos de idade, no qual calcularam o IMC e a relação existente entre a circunferência abdominal e a altura do adolescente.

Relações entre circunferência abdominal e altura abaixo de 0,5 foram consideradas normais; elevadas, quando acima de 0,6.

Houve uma associação significante entre a relação circunferência abdominal/altura e a prevalência de hipertensão arterial, colesterol e triglicérides elevados. O IMC não guardou relação tão direta com esses parâmetros.

Em 2013, foi publicada no *Journal of the American College of Cardiology* uma pesquisa que partiu de um banco de dados com

15 547 portadores de doença coronariana, participantes de cinco estudos realizados em três continentes. A média de idade era de 66 anos.

Num período médio de 4,7 anos, ocorreram 4699 mortes. A sobrevida mais baixa foi encontrada entre aqueles com mais gordura concentrada no abdômen, medida pela relação: circunferência do abdômen/circunferência da bacia (CAB).

Por exemplo, pessoas com IMC = 22, portanto na faixa de normalidade, mas com relação CAB igual ou maior a 0,98 apresentaram risco de morte mais elevado do que aquelas com o mesmo IMC, mas com CAB abaixo de 0,89.

Mesmo entre os obesos, a relação foi mantida. Naqueles com IMC = 30 e CAB igual ou maior a 0,98 a mortalidade também foi mais alta do que no grupo com o mesmo IMC, mas com CAB igual ou abaixo de 0,89.

Em 2014, pesquisadores da Mayo Clinic publicaram uma análise de onze coortes que envolveram 650 mil participantes, acompanhados por um período médio de nove anos.

Houve uma relação linear entre mortalidade e circunferência abdominal (CA). Nos homens com CA maior ou igual a 110 cm, o risco de morte foi 50% mais alto do que naqueles com CA igual ou abaixo de 90 cm.

Nas mulheres com CA igual ou maior do que 95 cm, o risco de morte foi 80% mais alto do que naquelas com CA abaixo de 70 cm.

Para cada incremento de cinco centímetros na CA, a mortalidade aumentou 7% nos homens e 9% nas mulheres.

A diminuição da expectativa de vida entre aqueles com CA mais alta, comparados aos de CA mais baixa, foi de aproximadamente três anos para os homens e cinco anos para as mulheres.

A conclusão é clara: estar com o IMC na faixa acima do peso ou de obesidade não eleva a mortalidade na ausência de obesidade central.

Circunferência abdominal

Pegue a fita métrica e meça a cintura. Se você for mulher, com circunferência abdominal acima de 88 cm ou homem com mais de 102 cm, preste atenção.

Tradicionalmente, o grau de obesidade é medido pelo Índice de Massa Corpórea, calculado dividindo-se o peso pela altura elevada ao quadrado (IMC = peso/ altura $\times$ altura). Um IMC abaixo de 18,5 kg/m^2 caracteriza desnutrição; entre 18,5 e 24,9, é a faixa do peso saudável; entre 25 e 29,9, a do excesso de peso; trinta ou mais, a da obesidade.

Diversos estudos demonstraram que pessoas obesas (IMC > 30) apresentam mortalidade mais elevada do que as de IMC dentro da normalidade (entre 18,5 e 24,9). No outro extremo, quando o IMC cai abaixo de 18,5, a mortalidade volta a aumentar.

Esses estudos, entretanto, são contaminados pela influência de fatores como fumo, doenças preexistentes, emagrecimento recente, pequeno número de participantes e período curto de observação.

Além disso, o IMC é um parâmetro impreciso, porque não permite discriminar se o excesso de peso está ligado à exuberância do tecido gorduroso ou à hipertrofia dos músculos. Não permite, ainda, diferenciar se o tecido adiposo está mais concentrado no abdômen — situação de risco mais alto — ou nos glúteos e nas coxas, localizações menos ameaçadoras. Essas limitações diminuem a acurácia do IMC na identificação daqueles com maior probabilidade de desenvolver doenças crônicas, como as cardiovasculares, diabetes e câncer.

O acúmulo de gordura na região abdominal não envolve apenas questões estéticas; guarda relação direta com a deposição de tecido adiposo no interior da cavidade abdominal, característica associada ao aumento da mortalidade geral. Já a gordura presente na região glútea ou nas coxas tem efeito metabólico menos pernicioso.

O maior estudo já realizado sobre a influência da circunferência abdominal na mortalidade da população, nas diversas faixas do IMC, acaba de ser publicado por James Cerhan e colaboradores da Mayo Clinic, nos Estados Unidos.

Foram avaliados onze estudos prospectivos, conduzidos entre 650 mil participantes. Em cada uma das quatro faixas de IMC — desnutrição, peso saudável, excesso de peso e obesidade — os participantes foram divididos em seis subgrupos, separados por incrementos de cinco centímetros na circunferência abdominal.

Os índices de mortalidade de cada subgrupo foram comparados com os daqueles em que os participantes apresentavam a menor circunferência abdominal (dentro daquela faixa de IMC).

Durante o período de observação, ocorreram 78 mil óbitos. Tanto em homens como em mulheres, a medida da circunferência abdominal esteve fortemente ligada à mortalidade geral.

Comparados aos homens com circunferência menor do que 90 cm, aqueles com 110 cm ou mais apresentaram mortalidade 52% maior. Mulheres com 95 cm ou mais tiveram mortalidade 80% mais alta do que aquelas com circunferência abaixo de 70 cm.

Para cada cinco centímetros de aumento na circunferência abdominal, houve aumento de 7% na mortalidade masculina e de

9% na feminina, dados que se repetiram em todas as faixas do IMC, com exceção daquela abaixo de 20 kg/m², nos homens. A associação foi mais acentuada entre os vinte e 59 anos de idade, mas foi documentada mesmo entre os participantes de setenta a 84 anos. Comparados com o subgrupo de menor circunferência abdominal, os homens com circunferência maior perderam aproximadamente três anos de vida; nas mulheres, a perda foi de cinco anos. A associação mais evidente foi com doenças respiratórias e cardiovasculares; a relação com as mortes por câncer foi menos clara, embora significativa.

Há evidências de que a atividade física moderada combinada com dietas menos calóricas provoca mudanças metabólicas capazes de evitar a instalação de doenças como diabetes, hipertensão arterial, ataques cardíacos e derrames cerebrais, mesmo quando a perda de peso corpóreo é inferior a 3%. Mediu a cintura? Ultrapassou os limites citados?

A menos que você tenha certeza de que, ao despedir-se desse vale de lágrimas, será recebido por um coro de anjos de cabelos encaracolados, não perca tempo: aumente a atividade física e reduza o número de calorias ingeridas. Você não precisa comer tanto.

Nozes, amêndoas, avelãs

Frutos secos (nozes, amêndoas, castanhas, avelãs, castanhas-do-
-pará, pistaches, entre outros) parecem fazer bem à saúde.

Alguns estudos observacionais demonstraram que dietas ricas
em frutos secos protegem o coração, reduzem vários mediadores
de doenças crônicas — incluindo inflamação e estresse oxidati-
vo — e diminuem a gordura visceral, a glicemia, a resistência à
insulina e a disfunção do endotélio, a camada interna dos vasos
envolvida no processo de aterosclerose.

Em estudos prospectivos, o consumo de frutos secos reduz
o risco de diabetes, síndrome metabólica, câncer de cólon, hipertensão arterial, diverticulite, cálculos na vesícula e morte por
doenças inflamatórias.

Pesquisadores americanos publicaram, no *The New England
Journal of Medicine*, uma análise bastante completa sobre a relação entre a ingestão de frutos secos e a mortalidade geral.

Para tanto, acompanharam durante trinta anos os participantes de duas grandes coortes americanas: o Nurses' Health Study
(NHS) que envolve 121 700 enfermeiras, e o The Health Professio-
nals Follow-up Study (HPFS) com 51 259 homens.

A cada dois a quatro anos, os participantes recebiam questionários que solicitavam informações sobre o estilo de vida, a

dieta e a frequência com que consumiam uma porção (28 g) de frutos secos.

Os entrevistados que incluíam mais frutos secos na dieta geralmente eram mais magros, ingeriam mais frutas e vegetais, bebiam mais álcool, fumavam menos e faziam mais exercícios.

No período estudado, ocorreram 6200 óbitos entre as mulheres do NHS e 11 229 entre os homens do HPFS. A análise multivariada revelou que o consumo de frutos secos foi inversamente proporcional à mortalidade. E mais: quanto maior a frequência semanal, mais acentuada a redução da mortalidade. Consumir sete ou mais porções por semana provocou queda de 20% do número de mortes no período.

A mesma associação inversa foi encontrada para as causas de óbitos mais comuns, incluindo doenças cardiovasculares, respiratórias e câncer. Em todos os subgrupos avaliados, quanto mais frutos secos, mais baixa a mortalidade.

Por terem alto teor calórico, poderíamos supor que os frutos secos facilitassem o ganho de peso. Nas duas coortes analisadas, no entanto, os consumidores eram mais magros e tinham menor circunferência abdominal.

Frutos secos são ricos em gorduras insaturadas, proteínas, fibras, vitaminas (ácido fólico, niacina e vitamina E), minerais (magnésio, potássio, cálcio) e fitoquímicos (flavonoides, carotenoides e fitoesterois), substâncias dotadas de propriedades cardioprotetoras, anticarcinogênicas, anti-inflamatórias e antioxidantes.

Embora esse estudo não prove definitivamente que exista uma relação de causa e efeito entre mortalidade mais baixa e a ingestão de frutos secos, é mais uma das diversas publicações de que a associação provavelmente exista.

Acho que há evidências suficientes para incluirmos em nossas dietas uma porção de mais ou menos 30 g diárias.

Vitamina D

Ainda trago na memória o gosto insuportável do óleo de fígado de bacalhau que minha avó me empurrava goela abaixo, antes do almoço.

A crença nos poderes milagrosos dos fígados dos bacalhaus vinha do século XIX. Em 1822, um médico polonês observou que o raquitismo era mais comum nas crianças que haviam migrado para as cidades. Dois anos mais tarde, os alemães sugeriram que a doença fosse tratada com óleo de fígado de bacalhau. Em 1848, médicos ingleses conduziram um dos primeiros ensaios clínicos da história da medicina. Mais de mil pacientes com tuberculose foram divididos em dois grupos: um deles foi tratado com três colheres diárias do insuportável óleo, enquanto o outro recebeu apenas cuidados gerais. No final, haviam morrido 33% dos pacientes do grupo-controle, contra 19% do grupo tratado.

Até a descoberta de medicamentos específicos para a tuberculose em meados do século XX, os doentes eram enviados para respirar ar puro e fazer repouso nas montanhas. Nos sanatórios, era obrigatório expô-los ao sol da manhã.

O tratamento com óleo de fígado de bacalhau e a fototerapia tinham um denominador comum: a vitamina D, só descoberta em 1922.

Ao contrário de outras vitaminas, o corpo humano produz cerca de 90% da vitamina D de que necessitamos; o restante vem dos alimentos.

Sob a ação dos raios ultravioletas, uma molécula precursora existente na pele (7-dihidrocolesterol) transforma-se numa forma inativa da vitamina D, que será convertida em ativa no fígado e nos rins.

A descrição recente de que a maioria das células do organismo possui receptores para vitamina D serviu de base para preconizar seu uso na prevenção de males crônicos, como diabetes, câncer, asma, Alzheimer e doenças cardiovasculares.

Esses conhecimentos, associados à dificuldade de exposição ao sol característica da vida urbana, criaram um mercado fértil para o consumo indiscriminado de suplementos contendo vitamina D que, nos Estados Unidos, saltou de 50 milhões de dólares em 2005 para 600 milhões de dólares em 2011.

Muitos pesquisadores desaprovam essa estratégia de medicar em massa. No passado, outras vitaminas que pareciam trazer benefícios à saúde demonstraram efeito contrário.

Nos anos 1990, a crença de que o betacaroteno seria dotado de efeito antioxidante capaz de neutralizar os compostos cancerígenos do cigarro levou os finlandeses a dividir 30 mil fumantes em dois grupos, um dos quais recebeu suplementos com betacaroteno. Para surpresa, justamente nesse grupo houve aumento de 18% na incidência de câncer de pulmão e de 8% na mortalidade geral.

Um estudo semelhante conduzido nos Estados Unidos dois anos mais tarde precisou ser interrompido por causa do aumento do número de casos de câncer de pulmão e de mortes entre os que receberam betacaroteno.

Em 2008, um ensaio clínico para estudar o papel da vitamina E e do selênio na prevenção do câncer também foi interrompido precocemente: a suplementação provocou um aumento de 17% na incidência de câncer de próstata.

Enquanto uma corrente defende que níveis sanguíneos mais baixos de vitamina D estejam associados a diversas doenças crônicas, outros consideram simplista essa explicação. Para eles, a hipovitaminose é mais comum em pessoas que não tomam sol, portanto fazem menos exercício e levam vida menos saudável. Além disso, como se trata de uma vitamina solúvel em gordura, indivíduos obesos (portanto mais propensos a doenças crônicas) apresentam níveis sanguíneos mais baixos.

Depois de examinar centenas de trabalhos, o Institute of Medicine dos Estados Unidos concluiu, em 2010, que "embora haja evidência de que a vitamina D é importante para a saúde dos ossos, não há benefícios que justifiquem seu uso com outras finalidades".

Estão em andamento diversos estudos com milhares de participantes para esclarecer o papel da vitamina D na prevenção de enfermidades crônicas. Enquanto os resultados não são conhecidos, é mais sensato confiar no método natural: expor braços e pernas ao sol durante cinco a trinta minutos (a pele escura sintetiza com mais dificuldade), duas vezes por semana, ou apanhar sol no corpo inteiro a cada dois ou três meses, por tempo suficiente para deixar a pele um pouco mais pigmentada.

Sal na dieta

Seres humanos e outros animais precisam de sal para sobreviver. A falta dele dispara uma resposta comportamental que os motiva a ir atrás de alimentos e líquidos salgados. Em comparação com as dificuldades de acesso do passado, as sociedades modernas salgam a comida com quantidades bem superiores às necessidades fisiológicas, costume considerado prejudicial à saúde, porque provocaria hipertensão arterial e doenças cardiovasculares.

A relação entre o uso de sal e o aumento da pressão está cercada de tanta controvérsia que fica difícil estabelecer limites seguros de consumo.

Nas comunidades pré-industriais, os níveis de pressão arterial são mais baixos. Quando esses povos adotam as dietas das sociedades industrializadas, há aumento da prevalência de hipertensão.

Análises conjuntas de diversos estudos epidemiológicos (metanálises) demonstram que adultos hipertensos mantidos com restrição salina apresentam quedas de pressão mais acentuadas do que normotensos submetidos ao mesmo tipo de intervenção.

Para dar uma ideia do impacto modesto do sal na dieta das crianças, uma metanálise que reuniu dez estudos envolvendo 966 participantes de oito a dezesseis anos, submetidos a uma redução de 42% da quantidade de sal ingerida, demonstrou haver queda de 0,11 centímetro na pressão máxima e de 0,12 centímetro na mínima. Portanto, uma criança com pressão de 13,5 por 8,5, que reduzisse o consumo pela metade, ficaria com cerca de 13,4 por 8,4.

A resposta da pressão ao sal é heterogênea. De 30% a 50% dos hipertensos e uma porcentagem menor de normotensos apresentam sensibilidade ao sal. Os mais velhos, os obesos, os negros e os portadores da síndrome metabólica (excesso de peso, pressão alta, glicemia, colesterol e triglicérides elevados) são os mais sensíveis.

Diversos modelos experimentais de hipertensão demonstram que essa sensibilidade é herdada geneticamente, característica confirmada em seres humanos. Ao receber na veia uma infusão de solução salina, pessoas de cor negra com pressão normal excretam mais lentamente o sódio injetado. Ocorre o mesmo fenômeno entre os brancos com familiares hipertensos.

Agora vejam as contradições.

Em 2009, Strazullo avaliou dezenove estudos que envolveram 177 mil participantes. A ingestão de sal estava associada a riscos mais altos de derrame cerebral e outras doenças cardiovasculares.

Alguns estudos com menor número de participantes não confirmaram a existência dessa associação. Outros, ainda, chegaram a resultados opostos: prevalência mais alta de doenças cardiovasculares ligadas a dietas com baixo teor de sal.

Em 2011, O'Donnell publicou um levantamento em que tanto dietas muito ricas quanto muito pobres em sódio estão associadas a riscos mais altos de eventos cardiovasculares.

Uma metanálise realizada pelo Centro Cochrane no mesmo ano, envolvendo 6250 participantes, concluiu que diminuir a quantidade de sal ingerida não foi estratégia capaz de reduzir complicações cardiovasculares nem a mortalidade geral.

Resultados paradoxais como esses têm sido atribuídos a diferenças metodológicas e ao pequeno número de participantes acompanhados nos diversos estudos. Apesar dessas contradições, diversos países adotaram medidas restritivas.

O primeiro foi a Finlândia, no início dos anos 1970. Em treze anos, a redução do consumo foi acompanhada de uma diminuição média de mais de um centímetro na pressão arterial dos finlandeses e de 75% a 80% das mortes por derrames cerebrais e infartos do miocárdio.

Em 2004, na Inglaterra, um acordo entre as autoridades sanitárias e a indústria alimentícia deu origem a campanhas publicitárias que fizeram os ingleses reduzir o consumo de 9,5 g para 8,6 g por dia, em apenas quatro anos.

Desde 2005, o Departamento de Saúde dos Estados Unidos tem recomendado que os americanos adultos respeitem o limite de 5,8 g de sal por dia.

No Brasil, o Ministério da Saúde recomenda que as 10 g diárias consumidas pelo brasileiro médio sejam reduzidas pela metade (cinco pacotinhos).

Refrigerantes açucarados

A obesidade é a maior das ameaças à saúde do século xxi. O processo inflamatório crônico, os hormônios e os mediadores químicos produzidos e liberados pelo tecido adiposo acumulado em excesso aumentam o risco de doenças cardiovasculares, metabólicas, pulmonares e de diversos tipos de câncer.

No Brasil, metade da população adulta está acima da faixa de peso saudável. Nos Estados Unidos, esse número ultrapassa 70%: cerca de 30% estão com excesso de peso, 30% são obesos e 10% sofrem de obesidade grave.

A continuarmos no mesmo ritmo, é provável que nos próximos dez ou vinte anos estejamos na situação deles.

A característica mais assustadora dessa epidemia é o número crescente de crianças e adolescentes obesos, consequência do acesso ilimitado a alimentos de alta densidade energética e da vida em frente da tv e dos computadores.

O impacto dessa nova realidade será tão abrangente que a próxima geração provavelmente terá vida mais curta do que a atual, previsão demográfica que os avanços da medicina não conseguirão reverter. Os custos da assistência médica aos portadores das doenças crônicas associadas à obesidade arruinarão as finanças dos sistemas de saúde de países como o nosso.

O consumo de refrigerantes e sucos açucarados é uma das maiores fontes de calorias ingeridas por crianças e adolescentes. Um levantamento mostrou que os adolescentes americanos consomem em média 357 calorias diárias dessa fonte. É possível que os nossos não fiquem para trás.

Se para cada 9 mil calorias ingeridas em excesso o corpo acumula um quilo de gordura, um exagero de apenas 357 calorias por dia significa um quilo a mais por mês ou doze quilos a cada ano que passa.

Ao contrário dos carboidratos complexos contidos nos alimentos ricos em fibras, como as frutas e as verduras, as bebidas açucaradas são pobres em nutrientes, não induzem saciedade e estão ligadas a maus hábitos alimentares, como o consumo de fast-food, doces, biscoitos e salgadinhos empacotados.

Acabam de ser publicados três estudos sobre a relação entre refrigerantes e obesidade em crianças e adultos.

No primeiro, um grupo de Harvard acompanhou cerca de 33 mil mulheres e homens, que tiveram a predisposição genética avaliada por meio da detecção laboratorial de 32 genes ligados à obesidade.

Os resultados mostraram que quanto maior o número desses genes e maior o consumo de refrigerantes com açúcar, maior o risco de ganhar peso. Por exemplo, entre os portadores de trinta genes, o número de obesos foi cinco vezes mais alto do que naqueles sem nenhum dos 32 genes, mas que consumiam o mesmo volume de refrigerantes.

Essa é uma demonstração inequívoca da interação existente entre o patrimônio genético e os fatores ambientais: pessoas predispostas geneticamente são mais suscetíveis aos efeitos adversos das bebidas açucaradas. As intervenções destinadas a reduzir o consumo delas devem ser dirigidas principalmente para essa subpopulação.

No segundo estudo, um grupo da Universidade de Amsterdam distribuiu refrigerantes com e sem açúcar para 641 crianças de cinco a doze anos. As bebidas vinham sem nenhuma indicação no rótulo que permitisse à criança identificar se continham açúcar ou adoçante artificial.

Depois de dezoito meses, os que recebiam os refrigerantes com açúcar pesavam em média 1,020 quilo a mais, apresentavam maior relação cintura/altura e maior quantidade de gordura no corpo.

No terceiro, também conduzido em Harvard, 224 adolescentes obesos ou com excesso de peso foram divididos em dois grupos. No grupo-controle os participantes continuaram a tomar a mesma quantidade de refrigerantes que estavam habituados a consumir todos os dias, enquanto os demais praticamente pararam de tomá-los.

Depois de um ano, os adolescentes do grupo-controle pesavam em média 1,9 quilo a mais. Dois anos mais tarde, essa diferença havia desaparecido.

Tomados em conjunto, esses três estudos sugerem que as calorias dos refrigerantes não são a única causa, mas contribuem para a disseminação da epidemia de obesidade.

As recomendações do Ministério da Saúde para que crianças e adultos evitem refrigerantes e sucos açucarados e, principalmente, aumentem os níveis de atividade física devem ser levadas a sério.

O MILAGRE
DA CONCEPÇÃO

A concepção está mais para a guerra do que para um ato de amor. A anatomia e a fisiologia sexual feminina conspiram para criar tantas armadilhas e emboscadas à passagem dos espermatozoides que a fertilização do óvulo pelo sobrevivente mais apto deixa para trás um verdadeiro genocídio.

Vamos aos protagonistas dessa história.

O espermatozoide é formado pelas células germinativas dos testículos, a um ritmo de 85 milhões a 300 milhões por dia. O processo de produção requer uma sequência de divisões celulares e de mecanismos de transporte pela tubulação de canais seminíferos testiculares, que duram em média 64 dias. Serão necessários mais seis a doze dias para que o exército recém-formado chegue à parte final do epidídimo.

Nesse local, em formação de ataque com os mais velhos à frente, um contingente de 700 milhões permanecerá à espera da ejaculação, quando ondas contráteis propulsivas irão jogá-los na uretra, canal em que receberão o banho de secreções nutritivas produzidas pela próstata e pelas vesículas seminais, indispensáveis para enfrentar a batalha que está para começar.

O volume médio do esperma ejaculado é de 2 mL a 6 mL. Nele,

estão contidos os 250 milhões de espermatozoides que ocupavam as primeiras posições da fila.

Números astronômicos como esses revelam que houve uma competição feroz entre os machos, na evolução das espécies que nos antecederam em nossa linhagem, e que levaram vantagem aqueles capazes de produzir maior número de espermatozoides. Esse processo evolutivo provavelmente começou com o aparecimento dos primeiros seres multicelulares (metazoários), há 800 milhões de anos.

A aparência de um míssil com a cauda longa e a cabeça contendo os genes, característica da forma moderna do espermatozoide, foi adquirida na transição que deu origem aos mamíferos, há 200 milhões de anos.

O outro protagonista é produzido nos folículos presentes nos ovários.

Aos sete meses da vida fetal, os ovários da futura mulher possuem 7 milhões desses folículos. Até o fim da gestação ocorrerá um suicídio coletivo tão maciço (apoptose), que ao nascer restarão somente os 400 mil folículos mais saudáveis. Na puberdade, apenas quatrocentos deles entrarão no processo seletivo final que escolherá os sessenta ou menos, aos quais será dada a oportunidade de formar um óvulo com chance de ser fecundado.

Cada ovário produz um óvulo maduro de dois em dois meses. Nos dias que precedem a ovulação, seis a doze folículos começam a crescer. Depois de uma semana, um deles consegue aumentar de tamanho mais depressa, até atingir de 1 cm a 1,5 cm. Dele, eclodirá o óvulo que vai romper a parede do ovário, envolto no líquido do folículo que lhe deu origem, e cair na trompa.

O epitélio que reveste as paredes internas da trompa é ciliado, cheio de tortuosidades e circunvoluções. Se houver fertilização, o ovo resultante será conduzido com delicadeza pelo movimento ordenado dos cílios e por contrações que o deslocarão para alo-

jar-se no útero, trajeto que leva oitenta horas para ser percorrido.
Em caso contrário, duas semanas mais tarde, a camada uterina
mais interna (endométrio) desabará, causando o sangramento
característico da menstruação.

Na linhagem humana, a cópula evoluiu conjuntamente com
a adaptação à vida terrestre, ocorrida há 300 milhões de anos.
Na ejaculação, uma força de 250 milhões de espermatozoides desembarca no fundo da vagina, junto ao colo uterino. Sob
a ação de uma enzima produzida nas vesículas seminais, em segundos o esperma ejaculado coagula, formando um gel que põe
os espermatozoides em contato íntimo com o orifício de entrada
do útero (cérvix) e lhes permite resistir ao ambiente inóspito da
vagina, além de formar um plugue capaz de bloquear e impedir
a passagem de espermatozoides alheios por pelo menos quinze a
trinta minutos, tempo suficiente para que os nadadores do pelotão de elite não possam mais ser alcançados.

A vagina é um túnel de mais ou menos 10 cm por 5 cm aberto
para o exterior, que se presta ao papel de porta de entrada para
germes, principalmente durante a relação sexual. Para prevenir infecções, conta com barreiras de defesa que incluem um pH muito
ácido, anticorpos produzidos localmente e glóbulos brancos que
atacam invasores, sejam microrganismos ou espermatozoides.

Nos trinta a sessenta minutos seguintes, o esperma coagulado sofre a ação de uma enzima produzida pela próstata, perde a
consistência gelatinosa e é expulso para o exterior parcial ou totalmente, processo conhecido como fluxo retrógrado ou *flowback*.
A contagem de espermatozoides nesse líquido sugere que menos
de 1% dos 250 milhões ejaculados consegue penetrar o cérvix e
ganhar acesso à cavidade uterina.

Para evitar que os germes vaginais invadam os órgãos internos,
o orifício de entrada do cérvix permanece fechado por uma coluna de muco espesso, constituída por fibrilas arranjadas em cadeias

paralelas que se organizam num intrincado sistema de canais tão estreitos que mal deixam passar um espermatozoide de cada vez.

Se a consistência do muco permanecesse compacta o mês inteiro, invasor nenhum chegaria à cavidade uterina. Na fase estrogênica do ciclo menstrual, entretanto, o estrógeno alarga o canal cervical e deixa o muco mais hidratado e permeável. O orgasmo feminino também colabora para ampliar o canal e fluidificar o muco.

Uma relação sexual mantida no dia em que a hidratação do muco atinge o grau máximo tem mais chance de levar à gravidez do que aquela realizada no dia da ovulação.

A barreira de muco é intransponível para espermatozoides com malformações e para os de cabeça grande e cauda curta, hidrodinâmica desfavorável para percorrer distâncias maiores. Essa legião de maus nadadores, no entanto, está longe de ser inútil: eles obstruem o labirinto de canais para que competidores coletados em novas relações sexuais não tenham oportunidade de penetrar.

Os bloqueadores não são os únicos que não se dão ao trabalho de correr atrás do óvulo. Existem outros, equipados com censores que têm a função de reconhecer os antígenos de histocompatibilidade presentes em espermatozoides alheios, localizá-los e disparar contra eles substâncias tóxicas capazes de destruí-los: são os matadores.

As divisões militares de bloqueadores e matadores não são homogêneas, mas formadas por batalhões programados para exercer sua função nas diversas regiões do trato genital feminino.

Embora espermatozoides viáveis possam ser recuperados do cérvix até cinco dias depois do ato sexual — característica que serve de base para o "teste pós-coital" realizado pelos legistas —, não está claro se ainda teriam energia suficiente para alcançar as trompas.

Os nadadores mais exímios que realizam a proeza de atravessar o cérvix para cair na cavidade uterina mal chegam a 2 milhões — perto de 1% do total. Nadando na velocidade de 5 mm por minuto, eles seriam capazes de atravessá-la em dez minutos, não fossem reconhecidos como estranhos pelo sistema imunológico da mulher. Neutrófilos, macrófagos e anticorpos desfecham um ataque mortal que dizima os invasores.

A favor deles, apenas as contrações da musculatura uterina. Estimuladas eventualmente pelo orgasmo e pela própria presença do esperma na vagina, as contrações que acontecem no sentido de baixo para cima facilitam a subida dos espermatozoides na direção das trompas. A primeira onda deles, entretanto, chega tão estropiada que se torna infértil; os que vêm atrás têm uma chance um pouco maior.

Na junção entre o útero e a tuba, nova armadilha mortal: outra rolha de muco. Levam vantagem para ultrapassá-la os que conseguem nadar em linha reta, habilidade necessária, mas não suficiente. Só conseguem progredir de fato aqueles que possuem determinadas proteínas em sua superfície (fertilina beta e calmegina).

O pregueado miúdo e complexo da camada de revestimento interno da tuba dificulta a passagem e alonga o caminho a ser percorrido, evitando que os mais afobados cheguem ao alvo em grande número ou que o façam antes de o óvulo estar maduro.

A tuba de Falópio é o paraíso em que os nadadores exaustos podem pela primeira vez descansar, fora do alcance do fogo inimigo disparado pelos anticorpos e macrófagos. Na posição de repouso, encostam a cabeça na cama de carboidratos presentes nas membranas das células do revestimento interno da trompa, interação que lhes dá a possibilidade de "adormecer" à espera do óvulo, sem perder a viabilidade. Essa estratégia explica por que a mulher pode engravidar no intercurso mantido até cinco dias antes da ovulação.

Os que não conseguem estabelecer tal contato interativo com os carboidratos definham.

Teoricamente, os espermatozoides poderiam descolar-se do epitélio de revestimento de duas maneiras: pelo afrouxamento das ligações com os carboidratos ou às custas das próprias forças. As evidências sugerem que a segunda hipótese seja a verdadeira. Para tanto, eles são obrigados a sofrer duas modificações essenciais: capacitação e hiperativação.

Para capacitar-se há necessidade de substituir algumas proteínas da membrana que recobre a cabeça, por outras com menos afinidade e menor aderência com o epitélio. Na hiperativação, há que empregar energia para tornar o batimento da cauda mais amplo e propulsivo, de modo a libertar-se com vigor da viscosidade que os prende às células da camada interna.

O repouso dos sobreviventes é interrompido assim que o óvulo maduro é ejetado do folículo. A ovulação desperta e atrai os guerreiros já capacitados e habilitados, graças a três mecanismos prováveis:

1. O local em que o óvulo cai na tuba (ampola) fica aquecido. Há uma diferença de 2°C entre ele e aquele em que se encontram deitados os espermatozoides (istmo). Atraídos pelo calor, eles nadam do istmo na direção da ampola.
2. À medida que se aproximam, o óvulo libera fatores químicos que orientam os nadadores a fazer o ajuste fino da abordagem.
3. Recentemente, foram identificados receptores olfatórios na transição da cauda para a cabeça do espermatozoide, achado que sugere haver a habilidade de reconhecer o cheiro do óvulo.

Dos 250 milhões ejaculados na vagina, podem sobrar vinte ou trinta para o "cabeça a cabeça" da reta final. Os demais são fagocitados na vagina, no útero, morrem na praia ou nadam trompa acima perdendo o óvulo de vista, até cair na cavidade abdominal, onde macrófagos ferozes os aguardam para trucidá-los.

Assim que o vencedor da mais disputada das ultramaratonas consegue abrir espaço na nuvem de células que envolve o óvulo e penetrar entre as proteínas e carboidratos que formam sua membrana externa, os genes presentes na cabeça do míssil são ejetados para formar pares com aqueles guardados no interior do óvulo. Esse é um momento crítico: se mais um espermatozoide penetrar, o óvulo fertilizado não sobreviverá.

Para fugir da morte iminente, o óvulo lança mão da mais secreta de suas armas: detona o conteúdo de pequenos grânulos escondidos sob sua membrana externa, para fazê-la adquirir a consistência de uma carapaça impermeável. É o início da gravidez.

Mas nada garante que essa jornada cheia de perigos dará origem a uma criança. Nos primeiros seis dias, bem antes de a mulher desconfiar que está grávida, terminarão em abortamentos espontâneos 70% das gestações.

Resultado da combinação dos genes existentes num óvulo liberado aleatoriamente em determinado mês com aqueles transportados na cabeça do espermatozoide vencedor, cada ser humano é um experimento único da natureza. A concepção que nos deu origem aconteceu ao acaso, por competição e seleção natural, exatamente como previu Charles Darwin.

Referências dos textos

Os textos deste livro foram publicados originalmente nos seguintes veículos:

CartaCapital
  Estimulação cerebral profunda
  A hipótese das avós
  Cafeína e sono
  O seio materno
  Obesidade e bactérias
  Arroz dourado
  Suplementação de cálcio
  Reposição de testosterona
  A depressão e os músculos
  Aderência ao tratamento
  Zika nas Américas
  A hora de nascer
  Crianças hipertensas
  Corações e aspirinas
  Delírios do coração
  NICE (National Institute for Health and Care Excellence)
  Vacina contra o zika

Profilaxia pré-exposição
Epidemia de ultrassons
Uma vacina para a dengue
O cigarro no mundo
Obstrução pulmonar crônica
Gordura no fígado
Obesidade pré-natal
Dor ciática
Causas da incapacitação
Demência epidêmica
Hiperplasia da próstata
Insônia e mortalidade
Vitamina B12 e os ossos
Automedicação em animais
Malarioterapia
Gordura abdominal
Nozes, amêndoas, avelãs

Folha de S.Paulo
A genética das raças
CRISPR
Homossexualidade, DNA e ignorância
Glúten, autoimunidade e história
O sexo redefinido
Obesidade, antibióticos e o microbioma
Racismo
Histórico da obesidade
Zur Hausen e o HPV
O mapa do cérebro
Gordura na dieta
O vício de comer
Torresmo à pururuca

H1N1 na gravidez
Placebos, médicos e charlatães
Ignorância populista
Pensamentos mágicos
Pílulas mágicas
Obesidade: mitos e fatos
Ai, que preguiça
Estilo de vida e câncer
A arte de envelhecer
Teste de longevidade
Bomba-relógio
Idiotice masculina
Dependência química
Fumar saiu de moda
Euforia sintética
Quanto mais cedo, melhor
Nicotina, a porta de entrada
Pobreza e cognição
Legalização da maconha
Efeitos benéficos da maconha
Efeitos adversos da maconha
O cigarro eletrônico
Os males do mundo
Inteligência e indigência
Resistência múltipla
O fantasma de Bin Laden
O fumo e a sobrevivência
Começo de ano
Os suplícios da carne
Lanchinho de avião
Reclama pro bispo
Luto

ESTA OBRA FOI COMPOSTA POR ACOMTE EM MINION E
IMPRESSA PELA GEOGRÁFICA EM OFSETE SOBRE PAPEL PÓLEN
SOFT DA SUZANO PAPEL E CELULOSE PARA A
EDITORA SCHWARCZ EM NOVEMBRO DE 2016

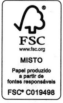